Paramhansa Yogananda

# KARMA und WIEDERGEBURT



vianova
Verlag Via Nova

Übersetzung aus dem Englischen:
Evelyn Horsch-Ihle

**Originaltitel:**
Yogananda, Paramhansa,
Karma and Reincarnation
Crystal Clarity Publishers, Nevada City, CA 95959


Crystal Clarity, Publishers,
c/o Ananda Edizioni
Morano Madonnuccia, 7
06023 Gualdo Tadino (PG) Italy
Phone: +39-075-9148375
www.anandaedizioni.it

---

1. Auflage 2019
**Verlag Via Nova, Alte Landstr. 12, 36100 Petersberg**
Telefon: (06 61) 6 29 73
Fax: (06 61) 96 79 560
E-Mail: info@verlag-vianova.de
Internet: www.verlag-vianova.de
Umschlaggestaltung: Guter Punkt, München
Satz: Sebastian Carl, Amerang
Druck und Verarbeitung: C.H. Beck, 86720 Nördlingen



ISBN 978-3-86616-463-5

---

# INHALT

KAPITEL 3



KAPITEL 4

# VORBEMERKUNG DES HERAUSGEBERS

Sehr geehrte Leser,

Karma, Tod und Wiedergeburt sind für viele von uns faszinierende Themen. Je mehr wir sie verstehen, desto reicher und sinnvoller wird das Leben für uns. In diesem Buch werden wir die Worte von Paramhansa Yogananda kennenlernen, einem großen Meister des Yoga, der nicht aus Spekulationen heraus, sondern aus seiner inneren Wahrnehmung der Wahrheit schrieb.

Yogananda kann dir Lehren schenken, die dein Leben mit Inspiration erfüllen und dir deine spirituelle Ausrichtung verständlich machen können.

Paramhansa Yogananda kam 1920 aus Indien in die Vereinigten Staaten und brachte dem Westen die Lehren und Techniken des Yoga, der uralten Wissenschaft für das Erwachen der Seele. Er war der erste Meister des Yoga, der sich im Westen ansiedelte, und seine *Autobiografie eines*

*Yogi* ist zur meistverkauften Autobiographie aller Zeiten geworden. Sie weckt bei den meisten Westlern eine Faszination für die spirituellen Lehren des Ostens.

Yoga ist die uralte Wissenschaft der Umleitung der Energien nach innen, um ein spirituelles Erwachen hervorzubringen. Yogananda brachte den Amerikanern nicht nur die praktischsten und effektivsten Techniken der Meditation bei, sondern zeigte ihnen auch, wie diese Prinzipien auf alle Lebensbereiche angewendet werden können. Er war ein sehr produktiver Schriftsteller, Dozent und Komponist. Er lebte 32 Jahre in Amerika, bis zu seinem Tod 1952.

Die in diesem Buch enthaltenen Artikel stammen aus verschiedenen Quellen: aus den Lektionen, die er in den 1920er und 1930er Jahren geschrieben hat; aus Artikeln von ihm, die in den Zeitschriften *Inner Culture* und *East West* erschienen sind und vor 1943 veröffentlicht wurden; aus der 1946er Ausgabe der *Autobiografie eines Yogi*; aus Yoganandas ursprünglicher Interpretation von *The Rubaiyat of Omar Khayyam*, herausgegeben von Swami Kriyananda; und aus Notizen, die Swami Kriyananda in den Jahren, in denen er mit Yogananda als enger Schüler zusammenlebte, gemacht hat.

Unser Ziel mit diesem Buch besteht darin, den Geist des Meisters mit einem Minimum an Bearbeitung klar zu uns durchdringen zu lassen. Manchmal wurden Sätze, die im vorliegenden Kontext redundant waren, gelöscht. Manchmal wurden Wörter oder Satzzeichen geändert, um die Bedeutung zu verdeutlichen. Das meiste von dem, was hier enthalten ist, ist nicht anderweitig verfügbar.

Mögen Yoganandas Worte zu diesem wichtigen Thema dir Verständnis, Trost und Inspiration bringen.

*Verlag Crystal Clarity*

# KAPITEL 1

# DAS GESETZ DES KARMA

## WAS IST KARMA?

Wenn wir das Prinzip von Ursache und Wirkung in der Natur sowie von Handlung und Reaktion in der Physik akzeptieren, wie können wir dann nicht glauben, dass sich diese Naturgesetze auch auf den Menschen erstrecken? Sobald Bewusstsein als Grundlage von allem, was ist, erkannt wird, folgt daraus die ganz natürliche Frage: Gehört nicht auch der Mensch zur natürlichen Ordnung?

Das ist das Gesetz des Karma: Wie du säst, so wirst du ernten.[1] Wenn du Böses säst, wirst du Böses in Form von Leid ernten. Und wenn du Gutes säst, wirst du Gutes in Form von innerer Freude ernten.

---

1 „Lasst euch nicht täuschen; Gott wird nicht verspottet; denn was ein Mensch sät, das wird er auch ernten." (Galater 6,7).

Um Karma zu verstehen, musst du erkennen, dass Gedanken Materie sind. Das Universum selbst besteht aber letztlich nicht aus Materie, sondern aus Bewusstsein. Die Materie reagiert, weit mehr als die meisten Menschen glauben, auf die Kraft des Denkens. Denn Willenskraft lenkt Energie, und Energie wiederum wirkt auf Materie. Materie *ist* also Energie.

Jede Handlung, jeder Gedanke erntet seine eigene, entsprechende Belohnung.

Menschliches Leid ist kein Zeichen von Gottes Zorn auf die Menschheit. Es ist auch kein Zeichen für den Zorn der Natur auf den Menschen. Es ist vielmehr ein Zeichen für die Unwissenheit des Menschen darüber, wie das göttliche Gesetz beschaffen ist.

Das Gesetz gilt ewig und ist unfehlbar in seiner Funktion.

## DIE SEELE IST FREI

Seelen werden nach dem Bild Gottes „geschaffen". Selbst der größte aller Sünder kann nicht für immer verdammt bleiben. Denn eine endliche Ursache kann keine unendliche Wirkung haben. Durch den Missbrauch seines freien Willens könnte ein Mensch sich vorstellen, böse zu sein, aber im Inneren ist er ein Kind Gottes. Der Sohn eines Königs könnte sich unter dem Einfluss von Alkohol oder eines bösen Traums für arm halten, aber sobald er sich von seinem Rauschzustand erholt oder sobald er erwacht, vergisst er diesen Irrtum. Die vollkommene Seele, die auf ewig frei von Sünden ist, erwacht schließlich in Gott, wenn sie sich an ihre wahre, ewig gute Natur erinnert.

Der Mensch, der nach dem Ebenbild Gottes geschaffen wurde, kann sich also nur vorübergehend täuschen. Diese vorübergehende Wahnvorstellung jedoch führt ihn dazu, dass er sich selbst als sterblich betrachtet. Solange er mit der Sterblichkeit identifiziert ist, muss er leiden.

Die Illusion einer Seele, sterblich zu sein, kann sich über viele Leben erstrecken. Durch Selbstbemühung jedoch, und immer vom Gesetz Gottes beeinflusst, entwickelt der verlorene Sohn Unterscheidungsfähigkeit, erinnert sich an seine Heimat in Gott und erlangt Weisheit. Mit der Erleuchtung erinnert sich die verlorene Seele an ihr ewiges Bild von Gott und wird wieder eins mit dem kosmischen Bewusstsein. Sein Vater serviert ihm dann „das gemästete Kalb" der ewigen Glückseligkeit und Weisheit und befreit ihn dadurch für immer.

## *Täuschung ist nur vorübergehend*

Der Mensch kann seinen freien Willen eine Zeitlang missbrauchen und sich selbst als sterblich betrachten, aber diese vorübergehende Täuschung kann niemals die Markierung seiner Unsterblichkeit und Gottes Bild der Vollkommenheit aus seinem Inneren löschen. Der vorzeitige Tod eines Babys kann diesem unmöglich erlaubt haben, seinen freien Willen einzusetzen, um entweder tugendhaft oder bösartig zu werden. Die Natur musste diese Seele erneut zurück zur Erde bringen, um ihr die Möglichkeit zu geben, auch das vergangene Karma abarbeiten zu können, das sie dazu veranlasst hatte, so jung zu sterben, und um die guten Taten zu erfüllen, die sie dann zur Befreiung führen.

Wenn eine unsterbliche Seele in einem Leben des Lernens nicht die Illusionen abgearbeitet hat, die sie binden, braucht sie noch weitere Leben des Lernens, um ihr eine Erkenntnis über ihre angeborene Unsterblichkeit zu vermitteln. Nur dann kann sie in den Zustand des kosmischen Bewusstseins zurückkehren. Gewöhnliche Seelen werden daher wiedergeboren, dorthin gezwungen durch ihre irdischen Wünsche. Große Seelen hingegen kommen auf die Erde, um teilweise ihr Karma abzuarbeiten, aber vor allem, um als edle Söhne Gottes zu wirken und den verlorenen Kindern den Weg zum Haus ihres himmlischen Vaters zu zeigen.

## *Ein körperliches Zuhause anziehen*

Wenn sich gute Eltern in körperlicher Vereinigung vereinen, erzeugen sie ein reines astrales Licht, wenn sich die positiven und negativen Strömungen an der Basis ihrer

Wirbelsäule und in ihren Geschlechtsorganen zusammenfinden. Dieses Licht ist ein Signal an gute Seelen mit dazu passenden Schwingungen in der astralen Welt, nun körperlich durch die Vereinigung der Spermien und Eizellen empfangen zu werden. Wenn die Seele in den mütterlichen Körper eintritt, bildet sich ein Embryo, und der embryonale Körper wird allmählich bereitgemacht, um geboren zu werden.

Seelen mit schlechtem Karma müssen in den Körper schlechter Mütter eintreten. Wenn schlechte Eltern sich körperlich vereinen, bilden sie ein schwaches, unreines Licht an der Basis ihrer Wirbelsäulen und signalisieren damit eine Einladung an Seelen mit schlechtem Karma.

Ähnlichkeiten ziehen sich an. Seelen mit schlechtem Karma werden in schlechte Familien hineingeboren; Seelen mit gutem Karma werden in gute Familien hineingeboren. Schlechte Familien und gute Familien ziehen Seelen mit Hilfe der Anziehungskraft ihrer inneren Vorlieben an. Das heißt, schlechte Familien ziehen Seelen mit schlechtem Karma an. Gute Familien ziehen gute Seelen an. Die Attraktion basiert auf den gegenseitigen Vorlieben und Abneigungen. Böse Wesen haben eine Affinität zu bösen Familien, während die Affinität guter Seelen zu guten Familien gezogen wird.

Menschen, die aufgrund ihres guten Karmas mehr Möglichkeiten im Leben haben, sollten denen mit weniger guten Möglichkeiten helfen, andernfalls werden sie schlechtes Karma entwickeln. Egoismus ist spirituell erniedrigend und macht einen letztendlich unglücklich.

Gott ist kein göttlicher Autokrat, der Menschen je nach ihren Taten beurteilt. Die Urteile des kosmischen Gesetzes basieren auf dem Karma von Ursache und Wirkung und sind gerecht.

Das göttliche Gesetz der Harmonie schafft ein natürliches Gleichgewicht. Wenn eine Seele gegen dieses Gleichgewicht handelt, verletzt sie sich selbst. Wenn du zum Beispiel deine Hand in kühles Wasser tauchst, erfreust du dich an einem sanften Gefühl, aber wenn du dich dem Feuer näherst, warnt dich die Hitze davor, dass deine Hand verbrannt werden kann. Das Feuer will dir damit willentlich keine Schmerzen bereiten, noch hat sich das kalte Wasser dazu entschieden, dir ein angenehmes Gefühl zu vermitteln. Die Verantwortung dafür, sich am Feuer zu verbrennen, liegt bei dem, der seine Hand dort hineinstreckt. Und die Verantwortung für den Genuss des kühlen Wassers liegt ebenfalls bei dem, der seine Hand in das Wasser steckt. Feuer und Wasser, Hitze und Kälte sind Teil des Gesamtzustandes des Universums, und unsere Pflicht besteht darin, mit ihm in Harmonie zu leben.

## WIR BESTRAFEN UNS SELBST

Durch ein falsches Leben kann man eine körperliche und geistige Hölle erschaffen, die noch schlimmer ist als die feurige Hölle, die sich rachsüchtige Menschen nach dem Tod für andere vorstellen. Durch ein gutes Leben kann man in sich selbst einen noch süßeren Ort erzeugen als den, den sich die Menschen im Zustand nach dem Tod vorstellen.

Der Mensch, beeinflusst von Illusion und Täuschungen, schreibt dem allliebenden Gott einen rachsüchtigen Geist zu, der Höllen und Fegefeuer erschafft. Gott aber ruft in Wirklichkeit in Seiner unendlichen Liebe die Seele ständig auf, in Sein ewiges Reich der Glückseligkeit zurückzukehren. Aber Seelen, die ihre von Gott gegebene Unabhängigkeit missbrauchen, wandern von Gott weg und schwelgen im Sumpf des Leidens, wodurch sie sich selbst durch die Folgen ihrer eigenen Fehler und Irrtümer bestrafen.

Die Vorstellung von einem ewigen Himmel ist wahr, obwohl die Vorstellungen der meisten Menschen vom Himmel sehr begrenzt sind. Wir sind nach dem Bild Gottes geschaffen worden, und am Ende des langen Wegs durch die Inkarnationen und durch unser vom materiellen Verlangen angetriebenes Wandern werden wir den glückseligen himmlischen Vater finden, der darauf wartet, uns, Seine verlorenen Kinder, zu empfangen und uns mit ewiger, immer neuer Freude zu unterhalten. Aber die Idee der ewigen Verdammnis für Seelen, die nach dem Ebenbild Gottes erschaffen wurden, ist unhaltbar und sollte als Aberglaube aus dem Verstand der Menschen entfernt und verbannt werden.

# GUTES KARMA

Dieses Leben ist wie ein Film, und genau wie in einem aufregenden Film muss es einen Bösewicht geben, damit wir lernen, den Helden zu lieben. Wenn du jedoch das Verhalten des Bösewichts imitierst, wirst du auch seine Strafe erhalten. Es ist alles ein Traum, aber fragt euch doch selbst einmal: Warum sollte ich in einem schlechten Traum leben, indem ich schlechtes Karma erschaffe? Mit gutem Karma kannst du den Traum genießen. Gutes Karma lässt dich auch mit der Zeit wünschen, aus dem Traum aufzuwachen. Schlechtes Karma hingegen verdunkelt den Geist und hält ihn an den Traumprozess gebunden.

Von einem Berggipfel aus sieht man deutlich die ganze Landschaft und auch den offenen Himmel darüber. Von dieser Höhe aus ist es nur natürlich, noch höher steigen zu wollen, weit über die Erde hinaus. Im nebelgebundenen Tal darunter kann man das Höchste, was man anstrebt, jedoch nur sehen, wenn man wagt, ein klein wenig höher zu steigen.

# SCHLECHTES KARMA UND „HÖLLENFEUER"

Der himmlische Vater könnte unmöglich seine Menschenkinder für immer in die Hölle schicken, weil sie während ihres kurzen Aufenthalts auf der Erde Fehler gemacht haben. Wenn sie ihre von Gott gegebene Unabhängigkeit missbrauchen, müssen sie die materiellen Folgen *ihrer eigenen* bösen Handlungen erleiden oder sich durch gutes Karma oder tugendhafte Taten belohnen.

Die Menschen, die falsch handeln, erzeugen schlechte Veranlagungen in sich, die ihrem Gehirn verborgen bleiben, aber jederzeit bereit sind, feuriges Leiden auszustoßen, wenn der passende Zeitpunkt gekommen ist. Diese verborgenen, leiderzeugenden Veranlagungen – die wahren Höllenfeuer - werden auf dem Totenbett von einer Seele mit schlechtem Karma in die astrale Welt getragen. Seelen im Zustand nach dem Tod haben keine körperlichen Empfindungen mehr und könnten gar nicht durch materielles Feuer verbrannt werden. Aber Seelen mit schlechtem Karma können psychische Qualen erleiden, die schlimmer sind als Verbrennungen durch Feuer.

Das Wort „Hölle" stammt aus der angelsächsischen Wurzel „helians, verbergen". Die griechische Wurzel ist „Helios, die Sonne, das Feuer". Daher ist das Wort „Höllenfeuer" sehr geeignet, um das verdeckte Feuer der Qualen darzustellen, die diese gespeicherten Veranlagungen aus dem irdischen Leben oder der astralen Welt erzeugen können. So wie ein Mörder im Wachzustand durch sein schlechtes Gewissen und im Schlaf durch seinen unbewussten Schrecken verbrennt, so leidet ein solcher Mensch im Schlafzustand des Todes an den feurigen Übeltaten seiner Vergangenheit.

Ein wohlwollender Vater könnte niemals auf ewig eine Seele verbrennen, die nach seinem eigenen Bild geschaffen wurde, nur weil sie vorübergehend Fehler auf Erden gemacht hat. Die Idee der ewigen Bestrafung ist unlogisch. Eine Seele ist für immer nach dem Ebenbild Gottes geschaffen. Selbst eine Million Jahre voll Sünden konnten ihren essenziellen, göttlichen Charakter nicht verändern. Der unerbittliche Zorn des Menschen gegen die bösen Taten seiner Brüder hat diesen Irrglauben vom ewigen Höllenfeuer geschaffen.

## *Meine eigene Erfahrung mit einem orthodoxen Menschen, der an das ewige Höllenfeuer glaubte*

Einmal traf ich einen alten Mann, der in der Nähe von Seattle lebte. Ich hatte am Meer gesessen, sehr inspiriert von der unendlichen Weite des Göttlichen. Als diese Inspiration langsam abnahm, spürte ich Hunger und ging zum Bauernhaus dieses Mannes, um ein paar Kirschen zu kaufen. Der rotbackige Mann sah sehr glücklich aus und bewies mir seine wirklich freundliche Gastfreundschaft. Da kam eine göttliche Eingebung über mich und ich sagte zu ihm: „Mein Freund, du siehst ja wirklich glücklich aus, aber es gibt ein verborgenes Leiden in deinem Leben, nicht wahr?" Er fragte: „Bist du jemand, der anderen sein Glück voraussagen kann?" Ich antwortete: „Nein, aber ich sage den Menschen, wie sie ihr Glück verbessern können."

Da sagte er: „Wir sind alle Sünder und der Herr wird unsere Seelen in der Hölle verbrennen – mit Feuer und Schwefel."

Ich antwortete: „Wie kann ein Mensch, der seinen Körper im Tod verliert und eine unsichtbare Seele wird, durch Feuer verbrannt werden, das von materiellem Schwefel erzeugt wird?" Er aber wiederholte, für mich ganz überraschend, voll Wut: „Wir werden ganz gewiss alle im Höllenfeuer brennen." Ich sagte: „Hast du von Gott dazu ein Telegramm bekommen, in dem steht, dass er uns in der Hölle verbrennen wird?" Dabei wurde der alte Mann noch aufgeregter.

Um ihn zu beruhigen, wechselte ich das Thema und sagte: „Und was ist mit deinem Leid über deinen schlechten Sohn?" Er war sehr überrascht über meine Worte und gab zu, dass er sehr hilflos war und es nicht schaffte, seinen Sohn, den er für unverbesserlich hielt, auf den rechten Weg zu bringen. Die Trauer darüber brannte im Hintergrund seines Geistes wie Feuer.

Ich sagte: „Ich habe ein Mittel, das diese Situation absolut heilen kann." Die Augen des alten Mannes strahlten vor Freude und er lächelte. Da flüsterte ich ihm geheimnisvoll zu, so, als würde ich ihm jetzt eine großartige Lösung enthüllen: „Hast du einen großen Ofen mit einem Grill?"

„Aber ja", antwortete er. Aber misstrauisch geworden, fügte er hinzu: „Worauf willst du hinaus?"

„Keine Sorge", sagte ich beruhigend. „Was ich vorschlagen will, wird all deine Sorgen beenden."

Etwas beruhigt sagte er: „Okay, rede weiter".

„Nun denn", fuhr ich fort, „Heize den Ofen mit dem Grill an, bis er glühend ist. Hast du ein starkes Seil und zwei vertrauenswürdige Freunde, die nichts gegen dich sagen würden?" Wieder sagte er: „Aber ja, ja." Da sagte ich: „Ruf dann deinen Sohn an. Mit Hilfe deiner Freunde binde ihn an Händen und Füßen fest und schiebe ihn in den glühenden Ofen."

Der alte Mann war so wütend! Er schüttelte mir die Faust entgegen und schrie: „Du Schurke! Wer hat je von einem Vater gehört, der seinen Sohn verbrennen würde, egal, wie böse er ist?"

Da sagte ich mit tröstender Stimme: „Das ist genau das, was ich dir sagen wollte. Wo habt ihr als Menschen diesen Instinkt der Liebe herbekommen, wenn nicht vom göttlichen Vater? Selbst ein menschlicher Vater kann den grausamen Gedanken nicht ertragen, seinen eigenen Sohn lebendig zu rösten, um ihn oder sich selbst aus dem Elend zu befreien. Wie konntest du nur denken, dass der Göttliche Vater, der unendlich viel größere Liebe besitzt als du und der die elterliche Liebe geschaffen hat, seine eigenen Kinder im Höllenfeuer mit Schwefel verbrennen würde?"

Die Augen des alten Mannes füllten sich mit Tränen der Reue und er sagte: „Jetzt verstehe ich, dass der himmlische Vater ein Gott der Liebe ist!"

Wir bestrafen uns selbst durch unsere eigenen schlimmen Handlungen und belohnen uns mit unseren eigenen guten Taten.

Sünden können die Seele nicht verändern. Wir, die wir nach dem Ebenbild Gottes geschaffen worden sind, können uns im Dschungel einer bösen Umgebung für eine Weile verlaufen, aber keine Menge an Sünde kann unsere ewige, göttliche Natur verändern. Die Sünde ist eine Kruste, die die vollkommene Seele verbirgt, die auf ewig nach dem Bild Gottes geschaffen wurde. Wenn diese Kruste durch Meditation aufgelöst wird, zeigt sich endlich die Vollkommenheit der Seele.

## GOTT WILL UNS HELFEN

Wenn Gott sieht, dass sich eine Seele durch den Missbrauch ihres freien Willens und durch schlechte Gesellschaft im Wald des Egoismus verloren hat, wird Er sehr besorgt um diese Seele und schickt ihr spirituelle Hilfe, um sie in Seine Herde eines göttlichen, tugendhaften Lebens zurückzubringen. Er hilft Seelen, sich an Orten zu reinkarnieren, an denen sie ihr Karma abarbeiten und ihre Seelen durch Meditation und Weisheit befreien können. Alle Seelen auf Erden gehören zur Herde Gottes und der unsichtbare Hirte kümmert sich immer um sie.

# KAPITEL 2

# WIE MAN SICH SEINEM KARMA STELLT[2]

## DAS LEBEN IST EIN SPIEL

Die sich stets abwechselnden Nächte und Tage auf dieser um sich selbst kreisenden Erde und die abwechselnden Sorgen und Freuden im Leben der Menschen sind wie ein Schachbrett mit mehreren Dimensionen. Die Spielregeln werden vom Karma, dem Gesetz von Ursache und Wirkung, festgelegt. Karma organisiert das Wiedersehen von Freunden, die einander in der dunklen Nacht des Todes verloren haben. Karma zieht die Seelen wieder in die astrale Welt zurück, wenn ihre Zeit auf Erden abgelaufen ist.

Schachfiguren, die „gefangengenommen worden sind", werden entfernt und in eine Kiste gelegt, so wie das Schicksal, wenn es Menschen vom „Schachbrett des Le-

---

2 Aus dem Buch „The Rubatyat of Omar Khayyam – Explained by Paramhansa Yogananda", herausgegeben von J. Donald Walters

bens“ entfernt, sie in den geheimen „Schrank“ oder Ruheplatz der anderen Welt stellt.

Betrachte einmal die Höhen und Tiefen des Lebens mit einem gelassenen Geist. Denn die äußere Existenz ist nur ein Spiel. Betrachte deine Gewinne und Verluste einmal mit mentaler Distanz, wie in einem Film. Wenn du einen guten, vielleicht auch tragischen Film gesehen hast, rufst du aus: „Was für ein gutes Drehbuch! Ich habe wirklich viel daraus gelernt.“ Auf ganz ähnliche Weise kannst du dir, selbst wenn du Tragödien in deinem Leben erlebt hast, sagen: „Ich bin dankbar für diese Erfahrung! Sie hat mir viel beigebracht.“

Das Leben braucht Abwechslung, um spannend zu sein. Wenn ein Roman uns zum Lachen oder zum Weinen bringt, dann wissen wir das zu schätzen. Stell dir das Leben wie einen guten Roman oder einen guten Film vor. Tritt geistig einfach einen Schritt zurück. Betrachte dein Leben nun aus dieser neuen Perspektive. Wenn dir die Handlung nicht gefällt, erinnere dich: Je freier du in deinem Inneren bist, desto größer wird deine Fähigkeit sein, die Handlung zu ändern.

Karma regiert. Aber wer war es, der unser Karma in Bewegung gesetzt hat?

Das waren wir selbst!

Was auch immer wir in der Vergangenheit getan haben, können wir rückgängig machen. Alles, was wir jetzt brauchen, ist die richtige Entschlossenheit, geboren aus unserer zunehmenden inneren Freiheit.

Menschen genießen Spiele wie Schach und akzeptieren mehr oder weniger gleichmütig, dass sie dabei manchmal gewinnen und manchmal verlieren. Lasst uns nun ebenso das Leben genießen, ob es uns nun Sieg oder Niederlage bringt. Lasst uns ruhig und mit einem Gefühl von Dankbarkeit leben. In diesem Sinne wollen wir es auch genießen, wahre Freunde wiederzusehen – nach wer weiß wie vielen Leben? Und lasst uns mit ruhigem Glauben akzeptieren, dass wir uns im Tod wieder trennen werden.

Das Leben ist ein Spiel. Sei daran interessiert, aber bleibe immer ungebunden. Lass dich innerlich von nichts beeinflussen. Wie auch immer die Dinge laufen, denke daran, es gibt nichts Reales darin. Sei nicht wie ein gewisser Mensch, der jubelnd nach dem Gewinn eines Schachspiels an einem Herzinfarkt starb!

Auch während der dunklen Stunden des Trauerfalls und während des unaufhaltsamen Abstiegs deines Körpers ins hohe Alter behalte eine Einstellung der Freude bei. Die schwarzen Felder auf einem Schachbrett wechseln sich mit den weißen Feldern ab. Ebenso folgt auf jede Dunkelheit im Leben wieder Licht, auf jede Trauer wieder Freude, auf jedes Scheitern wieder Erfolg. Veränderung und Kontrast sind unvermeidlich und machen das große Spiel erst möglich. Betrachte sie deshalb leidenschaftslos und lasse sie niemals definieren, wer du in dir selbst bist.

# KARMA IST UNSERE EIGENE VERANTWORTUNG

Der Mensch ist auf der Seelenebene nicht dazu bestimmt, entweder gut oder schlecht zu sein. Während Laster oder Tugend angeboren erscheinen mögen, ist jede menschliche Veranlagung entweder in diesem oder in einem früheren Leben selbst erlangt worden. Sie ist das Ergebnis individueller Entscheidungen.

Die eigenen Mängel durch Behauptungen wie: „Ich bin nur deshalb so ein schlechter Mensch, weil mein Karma mich dazu macht", oder: „Satan bringt mich dazu; es ist *seine* Schuld, nicht meine" zu rationalisieren, ist gefährlich. Leider nehmen viele Menschen diese Argumentationsführung auf. Irgendwo, versteckt in dem riesigen, überfüllten Lager ihrer vergangenen Erfahrungen, so hoffen sie, muss es doch eine gute Ausrede geben: eine längst vergessene Sünde, die nicht *von* ihnen, sondern *gegen* sie begangen wurde, irgendeinen Einfluss einer Macht, der gegenüber sie nur Opfer waren.

In der heutigen Zeit, in der die Psychoanalyse weit verbreitet und ein Thema voll Faszination ist, sind die Menschen so konditioniert, dass sie ihre Probleme gern auf die Behandlung durch andere schieben - auf die Grausamkeit oder Gleichgültigkeit von Eltern, Lehrern, der Gesellschaft - alles, um nicht der Notwendigkeit ausgesetzt zu sein, an sich selbst zu arbeiten.

Es ist nur eine Täuschung des Egos, angesichts von Schwierigkeiten auf Hilflosigkeit zu plädieren. Die Grundursachen unserer Probleme wachsen außerhalb unserer Sichtweite, nämlich im Unterbewusstsein. Wir haben diese Wurzeln ursprünglich *selbst* durch falsche Taten, die wir in der Vergangenheit begangen haben, in den Boden gesenkt. Wenn sich heute jemand uns gegenüber schlecht verhält, ist er es, den wir für unseren Schmerz verantwortlich machen. Dass wir diesen Schmerz in irgendeiner Weise selbst *angezogen* haben könnten, kommt uns nie in den Kopf. Wenn sich unser „Glück" dann gegen uns wendet, beschuldigen *wir* alles und jeden - außer uns selbst. Dennoch sind wir es selbst, die dieses schmerzliche Verhalten, dieses „faule Glück", durch den von unserem eigenen Karma projizierten Magnetismus selbst angezogen haben.

Jeder Umstand in unserem Leben, jede Eigenschaft, jede Gewohnheit, wie sehr wir sie auch heute ablehnen, war etwas, das wir selbst geschaffen haben, ob in jüngster Zeit oder in ferner Vergangenheit. Jede einzelne von ihnen ist auf unseren Missbrauch der freien Wahl zurückzuführen, die uns Gott am Anfang geschenkt hat.

Er gab uns die Freiheit, zu Ihm zurückzukehren, wenn wir uns dafür entscheiden, aber Er schenkte uns auch die Freiheit, unser Leben mit reinem Sinnesgenuss zu verprassen.

Von Ihm, der einzigen Quelle des Lebens, fließen alle Kraft und Güte zu uns. Wenn unsere Lebenskraft ständig nach außen fließt und sich so von ihrer Göttlichen Quelle im Inneren entfremdet, kommt sie schließlich in eine trockene Wüste. In den kargen Sand des Materiebewusstseins werden ihre Ströme aufgenommen und verschwinden.

Gib darum niemandem die Schuld für das Übel, das dich heimgesucht hat. Übernimm die Verantwortung für dein eigenes Leben und für alle negativen Ereignisse, denen du dich gegenübersiehst. Tue dein Bestes, mit fester Entschlossenheit die schädlichen Anlagen in deinem Wesen zu beseitigen.

Vor allem: Gehe zurück zu Gott.

Nur durch vollkommene Aufrichtigkeit dir selbst gegenüber und durch dynamisches Bemühen wirst du den Einfluss der satanischen Täuschung in deinem Leben für immer beseitigen können. Denke daran, dass du es warst, der diesen Einfluss durch deine eigenen Gedanken und Handlungen eingeladen hat. Lebe darum von heute an unter Führung der Göttlichen Weisheit ganz von innen heraus.

# WIE MAN MIT KARMISCHEN HERAUSFORDERUNGEN UMGEHT

Menschen suchen nur selten nach verborgenen Ursachen hinter den Ereignissen in ihrem Leben. Sie können nicht verstehen, warum sie leiden.

Das Leiden selbst zieht ihnen einen dicken Vorhang über ihren Verstand und verdeckt so seinen Ursprung.

Erst durch die tiefe, innere Kommunion mit höheren Bewusstseinszuständen wird deutlich, dass alle Mängel, ob geistig oder körperlich, die gerechten Folgen des Fehlverhaltens eines Menschen in der Vergangenheit sind. Ein wissender Weiser besitzt die innere Klarheit, mit der er die genaue Ursache jedes Missgeschicks erkennen kann. Er kann dann Maßnahmen vorschreiben, die diese Ursache als Einflussfaktor im Leben eines Menschen beseitigen.

Wer in irgendeiner Weise benachteiligt geboren wurde, sollte der Versuchung, sich in Selbstmitleid zu suhlen, heftig widerstehen. Sich selbst zu bemitleiden bedeutet nur, die innere Kraft zur Überwindung dieser Missgeschicke zu verwässern. Affirmiere stattdessen: „Es gibt keine Hindernisse: Es gibt nur *Möglichkeiten*!"

Beschuldige niemanden, nicht einmal dich selbst. Schuld und Anklage werden nicht auslöschen, was geschehen ist, sondern sie werden vielmehr deine Abhängigkeit von Umständen bestätigen, über die du wahrhaftig die Kontrolle verloren hast.

Suche Gott in innerer Stille. Versöhne dich mit dem, was ist und was nun zu geschehen hat. Du kannst jedes Karma neu formen, vorausgesetzt, dass du von heute an deinem Seelenbewusstsein entsprechend lebst. Weise das Diktat deines Egos zurück. Es basiert nun und für immer auf Täuschung.

Je näher du Gott kommst, desto sicherer wirst du Ihn als Göttliche Liebe selbst erkennen: der Nächste deiner Nächsten, der Liebste deiner Lieben.

## LEBEN AUS DEM INNEREN FÜHRT ZUR FREIHEIT VOM KARMA

Die meisten Menschen weigern sich, sich von höherer Weisheit in ihrem Inneren leiten zu lassen. Stattdessen leben sie unter dem Einfluss ihrer tief verwurzelten Gewohnheiten, die sie in der Vergangenheit geschaffen haben. Ihr Leben ist folglich wie Bälle, die nach Lust und Laune des Spielers geschlagen werden. So wie der Ball in einem Spiel dorthin gehen muss, wo er hingeschickt wird, so hat die Menschheit, die sich an Gewohnheiten orientiert, keine andere Wahl, als die Ergebnisse ihres Karmas auszuleben, wie dies von ihren eigenen früheren Handlungen vorgeschrieben worden ist.

Die meisten Menschen sind Sklaven ihrer Konditionierung, die ihnen als äußere Ursache erscheinen mag, aber tatsächlich ihren Ursprung in ihnen selbst hat. Sie werden von ihren Gewohnheiten kontrolliert. Obwohl diese Gewohnheiten ursprünglich von ihnen selbst geschaffen wurden, erneuert sich eine Gewohnheit, die sich einmal gebildet hat, stets selbst.

Nur sehr wenige Menschen haben eine Ahnung, wie heimtückisch ihre handlungsleitenden Gewohnheiten aus der Vergangenheit ihr gegenwärtiges Verhalten, ihre mentale Einstellung, die Freunde und die Umgebung, die sie anziehen, beeinflussen und was sie fälschlicherweise ihr „Glück“ nennen, ob dies nun gut ist oder schlecht. Sie können nicht erkennen, wie diese Gewohnheiten aus der Tiefe ihres Unterbewusstseins auftauchen, noch wie sie ganz im Stillen alle ihre gegenwärtigen Einstellungen und Handlungen beeinflussen. Menschen – und vor allem Westler - glauben, dass sie einen freien Willen haben. Andere - meist die Menschen aus dem Osten - stellen sich genauso fälschlich vor, dass es keinen Ausweg gibt, dass alles Kismet ist, Schicksal.

Aber es gibt einen Ausweg! Der Ausweg besteht darin, dass wir auf die falsche Vorstellung verzichten, zu glauben, dass sich unsere Freiheit darin zeigt, dass wir unseren egoistischen Wünschen freie Hand lassen. In Reich des

Karma herrscht Karma über alles andere. Dennoch haben die Menschen die Macht, sich ganz in ein anderes Reich zurückzuziehen, indem sie sich auf die unendliche Weisheit hinter dem karmischen Gesetz einstimmen. Diese große Freiheit gehört uns auf ewig: Gott und Seine Führung von innen heraus ganz anzunehmen oder uns weiterhin von unseren egoistischen Wünschen leiten zu lassen.

Je mehr wir von innen geführt leben, desto größer ist unsere Kontrolle über die äußeren Ereignisse im großen Spiel des Lebens. Denn wenn wir in unserem eigenen Zentrum, im Überbewusstsein, leben, dann leben wir in der einzigen wahren Freiheit, die es gibt. Im Seelenbewusstsein werden wir dann nicht mehr hilflos von unseren Gewohnheiten und Wünschen kontrolliert.

In dem Maße, in dem wir unser Seelenbewusstsein entwickeln, befreien wir uns von der karmischen Sklaverei.

Statt die Verordnungen des Karmas fatalistisch anzunehmen, folge dem inneren Weg zur Freiheit. Meditiere täglich. Kommuniziere tief mit Gott. Lerne von Ihm, durch deine stille Stimme der Intuition, wie du den Weg aus der seelenzerstörerischen Leibeigenschaft der Bindung an deine Gewohnheiten finden kannst.

Wie lange - wie wirklich tragisch lange – haben deine Gewohnheiten dich in Angst vor der Zukunft festgehalten. Wenn unerwartetes Glück oder Unglück in deinem Leben dich verwirren, suche die einzige Lösung, die es im endlosen Rätsel des Lebens gibt: tiefe Meditation und zunehmende Übereinstimmung mit der Weisheit durch täglichen Kontakt mit dem ewig freien, unendlichen Geist.

## DAS EGO ÜBERWINDEN

Die unveränderlichen Verordnungen des Karma bestimmen das menschliche Schicksal nur so lange, wie der Mensch sich von seinen Sinnen dominieren lässt, als Reaktion auf äußere Ereignisse. Bei einem solchen Menschen bleibt die Moral seines Denkens im Ego-Bewusstsein gefangen. Auch das Lernen aus den Heiligen Schriften bleibt auf sein Ego-Bewusstsein ausgerichtet. Selbstmitleid und Tränen sind ausgerichtet auf sein Ego-Bewusstsein. Ego-Bewusstsein ist das ganze Problem. Je größer dessen Zugriff auf den Geist ist, desto größer ist der Einfluss des Karmas auf unser Leben.

Das Kosmische Gesetz ist jedoch kein irrationaler Tyrann. Seine Urteile werden nicht gedankenlos einer geduckten und hilflosen Menschheit aufgezwungen. Jede Konsequenz, die durch das Göttliche Gesetz bestimmt wird, ist recht und gerecht; sie entspringt den tieferen Realitäten der menschlichen Natur und wird für bereits begangene Taten ausgeschrieben. Ist es nicht in der Tat vernünftig, dass wir die gerechten Folgen unseres eigenen Handelns ernten?

Sobald das Ego jedoch in das Seelenbewusstsein transzendiert wurde, wird auch der Bereich des karmischen Gesetzes transzendiert. Die Seele bleibt davon sowieso immer unberührt, denn karmische Folgen beziehen sich nur auf das Ego. Sie werden aufgelöst, wenn kein ins Zentrum kreisender Wirbel mehr übrig ist, der sie im Bewusstsein von „ich" und „mein" festhalten kann.

In der Selbstverwirklichung schließlich wird die Seele endlich von ihrer Bindung an das karmische Gesetz befreit. Sogar die guten Taten großer Heiliger verbreiteten sich nach außen, wie Lichtwellen, zum Segen für die ganze Menschheit.

# KAPITEL 3

# FREI SEIN VON KARMA

## KARMA ÜBERWINDEN

Es war einmal ein mächtiger Kaiser eines Landes, der sich betrunken hatte. Verkleidet ging er in eine Taverne auf seinem Anwesen und brach einem anderen Mann bei einem Streit das Bein. Der Gastwirt brachte den König vor einen Richter, der von diesem selbst auf seinen Posten berufen worden war. Als der Richter im Begriff war, sein Urteil zu verkünden, warf der König plötzlich seine Verkleidung ab und rief: „Ich bin der König, der dich zum Richter ernannt hat, und ich habe die Macht, dich ins Gefängnis zu werfen. Wie kannst du es wagen, mich zu verurteilen?"

In ähnlicher Weise kann die vollkommene Seele, wenn sie mit dem Körper noch immer identifiziert ist, eine böse Tat begehen und von einem Richter – dem Gesetz des Karmas – für schuldig befunden werden. Aber wenn diese Seele ihr Bewusstsein mit Gott, dem Schöpfer des Gesetzes des

Karmas, identifizieren kann, dann kann diese königliche Seele nicht mehr durch das richterliche Gesetz bestraft werden.

Man kann dem Gesetz des Karmas entkommen, wenn man sich mit Gott identifiziert. Sobald ein Mensch in der Lage ist, das zu tun, sollte er jedoch immer auch seinen Brüdern vergeben, die gegen ihn sündigen. Aber wenn diese Seele, die durch Meditation die göttliche Vergebung aus ihrem eigenen Karma gefunden hat, ihren sündigenden Brüdern gegenüber unversöhnlich bleibt, dann identifiziert sie sich wieder mit dem menschlichen Leben und wird erneut von den unergründlichen Gesetzen des begrenzenden Karmas regiert. Deshalb sollte jede Seele göttlich bleiben, indem sie ständig vergibt und liebt, so wie Gott dies tut.

Nach den Gesetzen eines Landes kann ein Richter einen jungen Straftäter zu drei Jahren in einer Erziehungsanstalt verurteilen. Aber der Richter hat auch das Privileg, dem jungen Täter zu vergeben, wenn der Jugendliche bereut und verspricht, sich in Zukunft gut zu verhalten. Nach dem Gesetz des Karmas muss also ein Mensch, der böse handelt, die Folgen seiner Handlungen ernten. Aber wenn dieser Bösewicht Gott durch intensives Gebet und Meditation um Vergebung bittet, dann kann Gott, der der Schöpfer des Gesetzes des Karmas ist, ihm eine Befreiung von der Strafe gewähren.

# DAS BEWUSSTSEIN GROSSER SEELEN

Die meisten Seelen, die in diese Welt eintreten, haben nicht bewusst die Kontrolle über ihr eigenes Schicksal übernommen. Sie erkennen nur vage, dass der Fluss ihrer Wünsche sie hierhergebracht hat. Jenseits dieses trüben Bewusstseins jedoch haben sie kein Gefühl für Zweck und Richtung in ihrem Leben.

Fortgeschrittene Seelen sind nicht so begrenzt. Sie wissen, warum sie hierhergekommen sind und was sie auf Erden zu tun haben. In Übereinstimmung mit Gottes Willen und mit ihrer inneren Seelenführung richten sie ihr Leben und das Leben anderer auf eine immer größere Freiheit im Unendlichen aus.

Auch andere, die lernen, mit der immer neuen Freude an der Meditation in Kontakt zu treten, erheben sich allmählich über das grobstoffliche Bewusstsein in die Freiheit des Geistes.

Je klarer das Bewusstsein der Seele für eine höhere Führung ist, desto größer ist ihre Freiheit von den Diktaten des Karmas. Die vollkommene Hingabe an den Willen Gottes ist in keiner Weise etwas Passives. Große Willenskraft und große Konzentration sind nötig, um den Geist perfekt einzustimmen. Hingabe ermöglicht der Seele, ihr Bewusstsein wie eine grenzenlose Lichtkugel auszudehnen, bis sie die Allgegenwart umfasst. Glückselige Seelenerweiterung bringt eine zunehmende Herrschaft mit sich - nicht nur über das eigene Selbst, sondern über die gesamte Materie.

## KRIYA-YOGA UND FREIHEIT VOM KARMA

„Kriya-Yoga ist ein Instrument, durch das die menschliche Evolution beschleunigt werden kann," erklärte Shree Yukteswar seinen Schülern.[3] …

Das Leben eines fortgeschrittenen Kriya-Yogis wird nicht mehr durch die Auswirkungen vergangener Handlungen beeinflusst, sondern allein durch die Anweisungen seiner Seele. Der Schüler vermeidet so die langsamen, evolutionären Beobachtungen seiner egoistischen Handlungen des gemeinen Lebens, ob sie nun gut sind oder schlecht, die sich für sein Adlerherz sperrig und schneckenartig anfühlen…

Weil er sich mit seinem oberflächlichen Ego identifiziert, nimmt der Mensch es als selbstverständlich hin, dass er es ist, der denkt, will, fühlt, verdaut und sich am Leben hält, wobei er niemals durch reines Nachdenken zugibt (und nur ein wenig würde schon ausreichen!), dass er in sei-

3 Weitere Informationen zu Kriya-Yoga und Sri Yukteswar findest du in der „Autobiografie eines Yogi" von Paramhansa Yogananda.

nem normalen Leben nichts anderes ist als eine Marionette vergangener Handlungen (Karma), der Natur oder seiner Umwelt. Die intellektuellen Reaktionen, Gefühle, Stimmungen und Gewohnheiten eines jeden Menschen werden durch die Auswirkungen vergangener Ursachen begrenzt, ob diese nun in diesem oder einem früheren Leben entstanden sind. Hoch über solchen Einflüssen jedoch steht seine königliche Seele....

Der fortgeschrittene Yogi, der seinen ganzen Verstand, Willen und sein ganzes Gefühl vor der falschen Identifikation mit körperlichen Begierden abgehalten hat, vereinigt seinen Geist mit den überbewussten Kräften in den Schreinen der Wirbelsäule und lebt so weiter in dieser Welt, wie Gott es geplant hat, aber nicht länger angetrieben von Impulsen aus der Vergangenheit oder von neuen Dummheiten menschlicher Motive. Ein solcher Yogi empfängt die Erfüllung seines Höchsten Begehrens, sicher im letztendlichen Hafen seines unerschöpflichen, seligen Geistes.

## MEISTER ÜBERNEHMEN DAS KARMA

Es war ein Glück für seine Schüler, dass Shree Yukteswar viele ihrer Sünden im Feuer seines schweren Fiebers in Kaschmir verbrannte. Die metaphysische Methode der physischen Übertragung von Krankheiten ist den hochentwickelten Yogis bekannt. Ein starker Mensch kann einem Schwächeren zur Seite stehen, indem er ihm hilft, seine schwere Last zu tragen; ein spiritueller Supermann ist sogar in der Lage, die körperlichen oder geistigen Lasten seiner Schüler zu minimieren, indem er das Karma ihrer vergangenen Handlungen mit ihnen teilt. So wie ein reicher Mann nur etwas Geld verliert, wenn er einen großen Schuldenberg für seinen verlorenen Sohn abträgt und ihn so vor den schrecklichen Folgen seiner eigenen Torheit bewahrt, so opfert ein Meister bereitwillig einen Teil seines körperlichen Reichtums, um das Elend seiner Jünger zu lindern.

Durch eine geheime Methode verbindet der Yogi seinen Geist und sein astrales Fahrzeug mit dem eines leidenden Menschen und die Krankheit wird so ganz oder teilweise auf den Körper des Heiligen übertragen. Nachdem er Gott auf dem materiellen Feld zu seiner Ernte gemacht hat, kümmert sich ein Meister nicht mehr darum, was mit dieser materiellen Form passiert. Obwohl er es zulassen kann, dass eine bestimmte Krankheit bei ihm registriert wird, um andere zu entlasten, ist sein Geist davon nie betroffen; er hält sich für glücklich, dass er in der Lage ist, diese Hilfe zu leisten.

Der Schüler, der die endgültige Erlösung im Herrn erreicht hat, stellt fest, dass sein Leib seinen Zweck vollständig erfüllt hat; er kann ihn dann in jeder Weise nutzen, die er für richtig hält. Seine Aufgabe in der Welt ist es, die Leiden der Menschheit zu lindern, sei es durch spirituelle Mittel, durch intellektuellen Rat, durch Willenskraft oder durch die körperliche Übernahme von Krankheiten. Ein Meister, der im Überbewusstsein Zuflucht finden kann, wann immer er es wünscht, will von körperlichen Leiden nichts wissen; manchmal entscheidet er sich dafür, körperliche Schmerzen stoisch zu ertragen, als Beispiel für seine Schüler. Indem er die Beschwerden anderer übernimmt, kann ein Yogi für sie das karmische Gesetz von Ursache und Wirkung erfüllen. Dieses Gesetz ist mechanisch oder mathematisch wirksam; seine Funktionsweise kann von Menschen mit göttlicher Weisheit wissenschaftlich beeinflusst werden.

Das spirituelle Gesetz verlangt nicht, dass ein Meister krank wird, wenn er einen anderen Menschen heilt. Heilungen finden normalerweise durch das Wissen des Heiligen über verschiedene unmittelbare Heilmethoden statt, bei denen kein Schaden für den spirituellen Heiler angerichtet wird. In seltenen Fällen jedoch kann ein Meister, der die Entwicklung seiner Schüler stark beschleunigen möchte, freiwillig in seinem eigenen Körper eine große Menge ihres unerwünschten Karmas abarbeiten.

Jesus bezeichnete sich selbst als Erlösung für die Sünden vieler Menschen. Mit seinen göttlichen Kräften, über die er verfügte, hätte sein Körper sich niemals dem Tod durch die Kreuzigung unterwerfen müssen, wenn er nicht aus freiem Willen mit dem feinstofflichen kosmischen Gesetz von Ursache und Wirkung zusammengearbeitet hätte. So nahm er die Folgen des Karmas anderer auf sich, besonders das seiner Schüler. Auf diese Weise wurden sie im höchsten

Maße gereinigt und bereitgemacht, das allgegenwärtige Bewusstsein zu empfangen, das später auf sie herabströmte.

Nur ein selbstverwirklichter Meister kann seine Lebenskraft übertragen oder die Krankheiten anderer in seinen eigenen Körper übernehmen. Ein gewöhnlicher Mensch kann diese yogische Heilmethode nicht anwenden, und es ist auch nicht wünschenswert, dass er dies tut; denn ein unerweckter materieller Körper ist ein Hindernis für die Einheit mit Gott in der Meditation. Die hinduistischen Schriften lehren, dass die erste Pflicht des Menschen darin besteht, seinen Körper in guter Verfassung zu halten; sonst ist sein Geist nicht in der Lage, sich in hingebungsvoller Weise zu konzentrieren.

## DIE BEDEUTUNG DER MEDITATION

Wer hätte nicht gerne eine Gnadenfrist vor den Folgen seiner eigenen Missetaten? Nur wenige Menschen sind jedoch bereit, das zu tun, was notwendig ist, um eine solche Gnadenfrist zu erlangen. Denn es geht hier nicht um ein Flehen, das uns von dem Mühlrad der Gerechtigkeit befreien könnte. Das Kosmische Gesetz ist geradezu mathematisch in seiner Präzision. Der Weg, seinen Schlussfolgerungen zu entkommen, besteht darin, im göttlichen Bewusstsein zu leben. Freiheit entsteht jedoch nicht durch das oberflächliche Murmeln von Gebeten, sondern durch die tiefe Einstimmung auf die allesliebende innere Stille.

Ganz gleich, wie sehr wir mit unserer Arbeit oder mit weltlichen Angelegenheiten beschäftigt sind, wir sollten in der inneren Stille danach streben, uns auf Gott einzustimmen. Durch stille Hingabe können wir unser Bewusstsein für die göttliche Liebe und Weisheit vertiefen. Das Göttliche steht über dem Gesetz. Bei allem, was wir tun, sollten wir Gottes schöpferische Intelligenz spüren, die durch uns wirkt. Je näher wir bei Gott leben, desto weniger wird uns Sein Gesetz beeinträchtigen können.

Das größte „Geschäft" von allen besteht darin, sich mit Gott zu beschäftigen. Die größte Pflicht von allen ist es, Ihn an die erste Stelle in unserem Leben zu stellen. Kein Geschäft und keine irdische Pflicht wären möglich ohne die Intelligenz, die der Mensch durch Ihn bezieht.

Mache es deshalb für dich zu einer Gewohnheit, dich daran zu erinnern, dass du immer die wichtigste aller deiner Verpflichtungen einhalten musst: deine tägliche Verabredung mit dem Herrn.

Du solltest zweimal täglich in die innere Stille eintreten. Bete Gott auf dem Altar der Morgendämmerung an. Und am Ende des Tages sitze ruhig im Tempel der Nacht; lasse die Dunkelheit dich vor den Ablenkungen des Tages verbergen.

Meditiere über das monotone Wiederauftreten von Tod und Wiedergeburt. Während du noch in diesem Körper bist, arbeite daran, die Samen deines Karmas (deiner Handlungen) aus der Vergangenheit zu zerstören. Denken daran, dass geröstete Samen nicht keimen. Menschen, die in tiefer Meditation ihre karmischen Samen in den Feuern der Weisheit rösten, werden nie wieder auf der Erde wiedergeboren werden müssen.

# KAPITEL 4

# TOD UND AUFERSTEHUNG

## WAS PASSIERT BEIM TOD?

Wenn sich der gewöhnliche Mensch dem Tod nähert, wird in der Regel sein ganzer Körper gelähmt, genauso, wie ein Teil deines Körpers manchmal „einschläft“. Wenn dein Fuß einschläft, siehst du ihn und weißt, dass er dir gehört, aber du kannst ihn nicht mehr bewegen oder einsetzen. Genauso spüren die meisten Menschen eine vollständige Lähmung oder ein Einschlafen des gesamten Körpers – der Gliedmaßen, der Muskeln und sogar der inneren Organe, einschließlich des Herzens, der Lunge und des Zwerchfells, wenn der Tod sich nähert.

Am Anfang ist sich der Sterbende des langsamen Einschlafens seiner Muskeln und Gliedmaßen bewusst. Wenn das Herz anfängt, taub zu werden, entsteht ein Gefühl des Erstickens, denn ohne Herzschlag kann die Lunge nicht funktionieren. Dieses Gefühl des Erstickens ist für etwa ein bis drei Sekunden etwas schmerzhaft und verursacht eine große Angst vor dem Tod. Da die meisten Seelen viele Male wiedergeboren werden und deshalb zwangsläufig den Tod erleben müssen, wenn sie von ihrem alten Körper in den Körper eines kleinen Kindes übergehen, behalten sie die Erinnerung an dieses Gefühl des Erstickens und Schmerzes beim Tod in sich. Diese Erinnerung an den Schmerz verursacht die Angst vor dem Tod.

## *Körperliche und psychische Stadien des Todes*

Der gewöhnliche Mensch erlebt zum Zeitpunkt seines Todes die folgenden Empfindungen:

1. Allmähliche Taubheit der Gliedmaßen, der Muskeln, des Herzens, der Lunge und des Zwerchfells.

2. Während der Ausbreitung der Taubheit in den Gliedmaßen und Muskeln kommt ein Gefühl von Traurigkeit, Hilflosigkeit und des Wunsches zu leben im Geist auf.

3. Wenn die Taubheit die Herzmuskulatur erreicht, kommt es zu einem Gefühl von Schmerzen und Erstickung, das eine extreme Angst vor dem Tod verursacht. Eine Bindung an die Besitztümer und an die geliebten Menschen ist stark in der Seele spürbar und verursacht extreme geistige Trauer.

4. Mit dem Schmerz des Erstickens kommt es zu einem großen geistigen Kampf, um weiter atmen zu können.

Zu diesem Zeitpunkt kommt es im Geist des Sterbenden zu einem konzentrierten Überblick über all die guten und schlechten Taten seines Lebens. Aus dieser mentalen Selbstbeobachtung ergibt sich das Leitmotiv für die Art von Geburt, die der sterbende Mensch im nächsten Leben haben wird.

5. Zu diesem Zeitpunkt verschwinden nacheinander die Sinne des Fühlens, des Geschmacks, des Geruchs, des Sehens und des Hörens. Der Sinn des Hörens ist der letzte, der das Bewusstsein des sterbenden Menschen verlässt. Deshalb ist es auch äußerst unklug, in Hörweite eines Sterbenden zu flüstern: „Es ist alles vorbei, er stirbt jetzt."

Zwei meiner Schüler, ein Bruder und eine Schwester, hatten eine einzigartige Erfahrung. Die Schwester lag im Sterben in einem Raum, ihr Bruder und die Ärzte waren bei ihr, um sie zu betreuen. Als der Bruder für einen Moment den Raum verließ, um sich etwas Wasser zu holen, riefen die Ärzte aus: „Alles ist vorbei, sie hat keinen Puls mehr." Sie zuckte wie in einem Krampf und lag dann scheinbar tot da. Als der Bruder zurückkam, befahl er allen, den Raum zu verlassen. Dann schüttelte er seine Schwester heftig und rief: „Schwester, dein Lehrer hat dir gesagt, du sollst dich anstrengen und dann wirst du leben."

In wenigen Augenblicken kam ihr Puls zurück; sie atmete, setzte sich auf und berichtete von der folgenden Erfahrung: „Mein ganzer Körper war gelähmt, aber ich konnte die

Schritte meines Bruders hören, der den Raum verließ. Ich bemühte mich, die Lebenskraft in meinem gelähmten Körper durch reine Willenskraft wieder zu erwecken, aber als ich die Ärzte sagen hörte: „Alles ist vorbei“, gab ich meinen Lebenswillen auf und erlebte eine völlige Lähmung in meinen Muskeln und inneren Organen sowie einen blendenden Lichtblitz im Kopf, gefolgt von intensiver Dunkelheit. In diesem Zustand hörte ich meinen Bruder wie aus der Ferne zu mir kommen, und sobald er mich drängte, meine Willenskraft einzusetzen und aufzuwachen, belebte ich meinen Willen zu leben, und hier bin ich nun. Mein Bewusstsein war in der Lage, die inneren Organe, Muskeln und Sinne wiederzubeleben, die zuvor ganz gelähmt waren.“

Da der letzte vorherrschende Gedanke eines Sterbenden mit der gewohnten Tendenz seines ganzen Lebens beschwert wird, ist es nicht gut, dieses Bewusstsein mit der Angst vor dem Tod zu überlasten.

Dem Sterbenden sollte nichts gesagt werden, oder, wenn er ein tapferer Mensch ist und sterben will, flüstere ihm ins Ohr: „Durchquere das Portal dieses elenden Lebens und schaue in das ewige Glück.“

6. Der gewöhnliche Mensch, der das Gefühl des Erstickens erlebt hat, wird plötzlich vom Gewicht seines Körpers, von der Notwendigkeit der Atmung und von körperlichen Schmerzen befreit.

7. Danach tritt die Seele des Toten in einen Zustand des Schlafes des Vergessens ein, der eine Million Mal tiefer und angenehmer ist als der Zustand des normalen Tiefschlafes.

8. Ein Gefühl, durch einen sehr friedlichen, dunklen Tunnel zu schweben, wird von der Seele erlebt.

9. Manchmal, wenn ein Mann schnell stirbt, z.B. durch Hängen oder auf dem elektrischen Stuhl, durch einen Schuss oder einen plötzlichen Unfall, erlebt er praktisch keine körperlichen Schmerzen.

Das Leiden ist rein mental, wenn der Geist erkennt, dass er in diesem Körper nicht mehr atmen oder wieder leben kann. Ein imaginäres Gefühl von Ersticken und Schmerzen im Tod verwandelt sich in einen schmerzhaften mentalen Alptraum, der für einige Zeit das mentale Gefühl des Toten quält, aber nach einer kleinen Weile, wenn die Seele wirklich weiß, dass ihr Körper weg ist, wird sie versöhnt. Wenn eine gute Seele ermordet wird, erleidet ein solcher Mensch nach seinem plötzlichen Tod nur selten auch nur mentale Qualen.

## *Der Astralkörper wird nach dem Tod zur Grundlage*

Obwohl der physische Körper ein Traum Gottes ist, erscheint er dennoch real, wenn er vom Ego in Besitz genommen wird. Ebenso erscheint der Astralkörper im Tod real und wird zur Grundlage für das Ego. So wie der physische Körper menschliche Träume haben kann, so kann auch der astrale Körper (nach dem Tod des physischen Körpers) jeden Traum in sich selbst erschaffen.

Heilige und sehr konzentrierte Menschen, die während ihrer irdischen Existenz die Technik der Meditation praktiziert haben, können dieses Bewusstsein bewahren, selbst wenn das Herz langsamer wird oder aufhört zu schlagen. Sie sind berechtigt, ihr Bewusstsein im Zustand des Todesschlafes aufrechtzuerhalten. So wie wir einen tiefen Schlaf genießen oder die Arbeit an einem schönen Traum halb bewusst beobachten können, so werden auch bei einem bewussten Tod alle astralen Erfahrungen bewusst oder halbbewusst erlebt.

## *Astralklima*

Der astrale Kosmos ist natürlicher als die Erde eingestimmt auf den göttlichen Willen und Plan der Vollkommenheit. Jedes astrale Objekt manifestiert sich in erster Linie durch den Willen Gottes und teilweise durch den Willensruf der astralen Wesenheiten. Sie besitzen die Macht, die Anmut und die Form von allem, was bereits von Gott geschaffen wurde, zu verändern oder zu verstärken.

Das astrale Land erscheint der Seele als ein sehr schöner Garten. Hier findet er ein astrales Klima, das gleichmäßig heiß und kalt ist und von der Willenskraft kontrolliert werden kann, so wie moderne Menschen ihre Häuser durch elektrische Wärme oder eine Klimaanlage erwärmen oder kühlen können.

Es gibt einen astralen Winter, einen Frühling, eine Regenzeit und einen Sommer. Der astrale Winter besteht aus exquisiten, schönen, kühlen, aber nicht kalten, weißen Schäfchenwolken oder Strahlen, die über das astrale Land schweben. Der astrale Schnee wird von den Bewohnern bestellt, vor allem zur Dekoration der Landschaft. Dieser Schnee ändert die Temperatur entsprechend dem Willen der Astralbewohner.

Der astrale Frühling und Sommer sind gefüllt mit einer unendlichen Vielfalt himmlischer Blüten, die auf dem Boden des transparenten, gefrorenen, goldenen Lichts lächeln. Die Blumen blühen und verändern sich oder sie verschwinden wieder, mit einer unendlichen Vielfalt von Mischfarben, je nach der Fantasie des astralen Gärtners. Die Blumen sterben nie. Sie verschwinden oder ändern sich nur, wenn sie nicht mehr erwünscht sind.

In der astralen Regenzeit strömen die Strahlen über den goldenen Boden und strahlen eine unbeschreibliche Vielfalt sphärischer Musik aus. Sie bilden Blumenformen, wenn sie herunterströmen, so dass man während des astralen Regens ein Blatt aus silbernen Fäden wahrnehmen kann, das mit Gänseblümchen und Lichtrosen bestückt ist und herumbaumelt, sodass sie auf das ganze astrale Land verteilt werden. Blumenförmige Lichtpools schmücken die Straßen während eines astralen Regens.

## *Astralhäuser*

Im Astralland gibt es viele Villen oder Kugeln mit verschiedenen mehrfarbigen Lichtschwingungen. So wie eine Stadt verschiedene Viertel hat - die wohlhabenden und die Slumbezirke -, so hat das astrale Königreich viele Viertel unterschiedlicher Wohnformen. Die astralen Behausungen bestehen aus Ziegeln, die aus verdichteten Atomen bestehen.

Die Heiligen leben in den verfeinerten astralen Bereichen. Hier würden gewöhnliche Seelen zu Tode erstarren oder ersticken, aber die Heiligen können in extremer Kälte oder extremer Wärme leben, frei von magnetischen Störungen. Böse Seelen leben in den astralen Slums und können nicht in die raffinierte Atmosphäre der gesegneten spirituellen Aristokraten eintreten.

## *Reinkarnation im Astralreich*

Es gibt Geburt und Tod und Wiedergeburt im Astralreich ebenso, wie sie es im Erdenleben gibt, nur dauert im astralen Land das Leben sehr lange und Tod oder Veränderung wird keiner fortgeschrittenen Seele aufgezwungen - die bösen astralen Seelen ausgenommen.

Wenn sich die fortgeschrittene Seele liebevoll an irdische Erfahrungen erinnert, wird sie vielleicht wieder zurückkehren und das Leben und den Tod in der materiellen Welt erneut erleben müssen. Beim astralen Tod gibt es keinen Schmerz und auch keine Angst.

## *Astrale Krankheiten und Kriminalität*

Astralerkrankungen bestehen hauptsächlich aus psychischen Verstimmungen und geistigen Störungen oder astraler Unterernährung. Diese astralen Krankheiten werden von den mächtigen Geistern fast aller astralen Bewohner leicht behoben.

Astrales Verbrechen besteht in Unwissenheit und in der Suche nach egoistischem Glück. Es gibt keine Richter, die jemanden bestrafen könnten. Seelen bestrafen sich selbst, wenn sie etwas Falsches tun, durch selbstauferlegte Disziplin.

## *Wie können wir mit Toten in Kontakt treten?*

Versuche nicht, Landstreicherseelen zu kontaktieren, die den Ätherraum mit ihrer Anwesenheit heimsuchen. So wie Landstreicher ein leeres, unverschlossenes Auto besetzen und ruinieren können, so können Landstreicherseelen in zerstreute, oberflächlich denkende Menschen eindringen, die versuchen, Verstorbene durch einen passiven Geisteszustand anzurufen. Diese Landstreicherseelen können das Gehirn in Besitz nehmen und es zerstören. Das ist der Grund, warum Menschen, die passiv zulassen, dass sie in

Besitz genommen werden, in der Regel ihren Charakter, ihren Verstand und ihre spirituelle Kraft verlieren.

Nur wahre Seelen, die dich geliebt haben und dich weiterhin lieben, sollten eingeladen werden. Du brauchst gute Seelen, um dir zu helfen, und du kannst ihnen auch Hilfe schicken.

## *Wie man gute Seelen einlädt*

Konzentriere dich tief und voll Geduld, bis du dein Drittes Auge (einen silberweißen Stern in einem opalblauen Feld, das von einer goldenen Aureole umgeben ist) mit geschlossenen und mit offenen Augen sehen kannst. Du musst in der Lage sein, dies so lange aufrechtzuerhalten, wie du willst. Dann visualisiere die gute Seele, der du begegnen willst, und lade sie immer wieder ein, ans Licht zu kommen. Wenn du Geduld und starken persönlichen Eifer hast, wirst du dieses Bild sehen und mit ihm sprechen können, wie wenn ein sprechendes Bild auf dem Bildschirm deines Dritten Auges erscheint. Nach und nach wirst du diese Seele auch mit offenen Augen sehen können.

Wenn eine Seele wie Jesus deine Einladung annimmt, kann er sich nicht nur für dich sichtbar machen, sondern auch seinen Körper so stark in Schwingung versetzen, dass du ihn hören und sogar berühren kannst.

Böse Seelen können das abgesicherte, hoch elektrifizierte Orbit des Dritten Auges nicht betreten. Nur gute Seelen, die dir helfen können, können sich am Dritten Auge sichtbar machen.

## *Wie man böse Geister vertreiben kann*

Wenn jemand anderes von einem bösen Geist besessen ist, berühre seine Stirn mit dem Zeigefinger deiner rechten Hand und lege den Zeigefinger deiner linken Hand über die Medulla; drücke dann beide Hände kräftig, schaue durch dein eigenes Drittes Auge und sage: „Beim astralen Licht verbrenne ich dich und befehle dir, hinauszugehen."

Wenn du selbst so gestört wirst, schreibe vor dem Schlafengehen „OM" oder „Amen" mit den Fingern auf dein Kissen. Visualisiere mental Licht um deinen Körper herum, schaue zum Dritten Auge hinauf und sage mehrmals, mental oder laut: „Ich bin Licht. Dunkelheit, verfliege!"

Oder lege im Stehen oder Sitzen die beiden Handflächen vor deinem Körper aneinander, und schwinge sie dann um deinen Körper herum, bis sie sich hinter deinem Rücken wieder berühren. Tue dies mehrmals in schneller Folge und chante dabei jedes Mal „OM". So wirst du geschützt sein.

## *Kontaktaufnahme mit gestorbenen Seelen*

Bei einer echten Kommunikation mit einem Geist sollte man nicht den Kopf verlieren, sondern bewusst mit der eingeladenen Seele kommunizieren. Diese Zustände sind in der Regel frei von aufregenden Emotionen. Versuche jedoch keine schnellen, magischen Tricks, um mit verstorbenen Seelen in Kontakt zu treten. Denn das ist ein großes spirituelles Verbrechen gegen Gott und die Menschheit. Nur durch tiefe, unaufhörliche Meditation solltest du versuchen, mit deinen lieben Toten in Kontakt zu treten. Nur Meditation und Monate, manchmal Jahre der Geduld können sie dir bringen. Konzentriere dich jede Nacht mit geschlossenen Augen im Christuszentrum, dem astralen Mikrophon des Dritten Auges, und sende deine gute Absicht an deine Verstorbenen, indem du geistig sagst: „Erstehe nun auf und werde in Gott lebendig." Sie werden deine Nachricht erhalten. Setz dich dann in Stille hin und versuche, ihre Liebe zu spüren; wenn du dich erhoben fühlst, wisse, dass sie dir geantwortet haben.

Selbst wenn einige deiner toten Lieben bereits wiedergeboren sind, kannst du durch den obigen Prozess ihre allzeit wachen Astralkörper kontaktieren und eine Antwort in Form eines Traums während des Schlafes oder einer Vision während der Meditation erhalten.

Indem du in diesem Leben Freunde findest und ihnen nach dem Tod in der astralen Sphäre folgst, wirst du das Geheimnis des Lebens nach dem Tod erfahren. Dann wirst du wissen, dass der Tod deine Lieben von dir getrennt hat, damit du nicht nur sie lieben kannst, sondern dass du deine Liebe allen Menschen in allen Inkarnationen geben kannst. Wenn dein Herz groß genug wird, um alle zu lieben, wirst du dann den Vater erkennen, der alle Seine Kinder gleichermaßen liebt. Und wenn du Ihn erkennst, werdet ihr alle eure vielen Eltern und Freunde erkennen, die du früher einmal geliebt hast. Durch diese intensive Liebe wirst du lernen, all deine beseelten und unbeseelten Brüder als Kinder deines einen, allzeit freundlichen, allzeit geheimnisvollen Vater-Gottes zu lieben.

Denke nicht ständig an eine verstorbene Seele, es sei denn, du weißt, dass sie gütig ist, und wenn du nicht den unsterblichen Wunsch verspürst, sie zu erreichen. Wenn die Zeit dich einen verstorbenen Freund nicht vergessen lässt, dann versuche, dich mit ihm in Verbindung zu setzen. Ein ständiger Wunsch, etwas über eine verstorbene Seele zu erfahren, ist die beste Astralübertragung, die du aussenden kannst.

## *Kontakt im bewussten Zustand fühlen*

Wenn du Tag und Nacht einen lieben Freund vermisst, dann wirst du vielleicht eine Art Sehnsucht spüren, eine beruhigende Präsenz um dein Herz herum. Dies kann dir anzeigen, dass diese freundliche Seele versucht, mit dir durch dein Gefühl in Kontakt zu kommen, sich aber wegen deiner ständigen mentalen Unruhe nicht materialisieren kann.

### *Traumkontakt im unterbewussten Zustand*

Wenn du dich auf das Gefühl konzentrierst, dass dein Freund kurz vor dem Einschlafen für einige Minuten anwesend ist, dann wird dir dieser Freund in einem Traum erscheinen.

### *Bewusster Kontakt im überbewussten Zustand*

Wenn du ein Gefühl in dir trägst, dass dein verstorbener Freund bei dir ist, und wenn du dich dann mit geschlossenen Augen auf die Stelle zwischen den Augenbrauen konzentrierst und ihn visualisierst, wird er dir nach einiger Zeit erscheinen. Es kann Monate oder sogar Jahre dauern, aber wenn du geduldig bist und die Tiefe des astralen Rufs der Meditation immer weiter erhöhst, wirst du Erfolg haben.

### *Die metaphysische Technik, verlorene, geliebte Freunde wiederzufinden*

Wenn du jemanden, der dir sehr lieb ist, durch Tod verlierst und wenn du es unmöglich findest, ihn zu vergessen, dann finde ihn auf folgende Weise: Übe jeden Tag zwei Stunden, über Monate oder, wenn nötig, über Jahre. Setz dich dazu auf einen geraden Stuhl und übe die höchste Technik der Konzentration, die du kennst, eine ganze Stunde lang;

dann hebe deine Hand und konzentriere dich auf die Fingerspitzen. Konzentriere dich auf den Punkt zwischen den Augenbrauen, sieh das Dritte Auge und spüre den beständigen Willen, den Astralkörper der verstorbenen Seele zu berühren.

Drehe deine Hand weiterhin sehr sanft in einem Kreis in alle Richtungen: Norden, Süden, Osten und Westen und so weiter. In jeder Richtung im Kreis, um den sich deine Hand bewegt, versuche die Gegenwart des Astralkörpers der verstorbenen Seele zu spüren. Wenn deine Finger spüren, dass du ihn berührt hast, so, wie du ihn während seines Lebens berührt hast, wird dein Herz ganz aufgeregt sein.

Visualisiere ihn weiterhin im Dritten Auge und du wirst ihn sehen. Bitte deine Finger und dein Herz, anzuzeigen, an welchem Ort dein Freund wiedergeboren wird, je nachdem, wo und in welcher Richtung du ihn durch deine Finger gespürt hast. Wenn du ihn durch deine Finger und dein Herz spürst und ihn sehen und mit ihm sprechen kannst, wird er dir sagen, wo er in der astralen Welt ist oder an welchem Ort er geboren wurde. Dann wird es eine große Freude geben.

# BEISPIELE FÜR EINE WIEDERAUFERSTEHUNG

Swami Kriyananda erzählt die folgenden Geschichten:

Es gab einen Mann bei Encinitas, der Immobilien verkaufte. Seine Frau war neunzig Tage lang schwer krank gewesen. Als der Mann von Yogananda hörte, der vor Ort lebte und Heilkräfte hatte, ging er hin und bat ihn, für sie zu beten. Yogananda betete, wurde aber während seiner Meditation aufgefordert, nicht direkt ans Bett der Frau zu kommen. Kurz darauf, zur großen Verzweiflung des Mannes, starb die Frau.

Erst nun wurde Yogananda in der Meditation gesagt, er solle in ihr Haus kommen. Als er eintrat, fand er etwa dreißig Leute dort versammelt, die alle trauerten. Der Mann war an der Seite seiner Frau, weinte und schüttelte sie verzweifelt. Yogananda schob ihn ruhig zur Seite, legte dann eine Hand über die Stirn der toten Frau, die andere auf ihren Rücken und begann, die Göttliche Kraft anzurufen.

Fünf oder zehn Minuten später begann ihr ganzer Körper zu zittern – „wie ein startender Motor", wie Yogananda es später beschrieb. Im selben Moment kam eine tiefe Ruhe über sie. Ihr Herzschlag und ihre Atmung kehrten zurück. Sie öffnete langsam ihre Augen. In ihnen war ein Ausdruck, als ob sie gerade von einer langen Reise zurückgekehrt wäre.

Sie war vollständig geheilt.

„Während meines Indienbesuchs 1935", erzählte Yogananda uns, „ging ich einmal eine Straße in Serampore entlang, wo mein Guru lebte, als ich lautes Klagen aus einem Haus hörte. Wie es der Zufall wollte, gehörte dieses Haus dem Verwandten eines Freundes von mir. Ich ging hinein und hörte, dass dieser Verwandte gerade gestorben war. Seine ganze Familie weinte. Ich ging zu seinem Körper hin und betete tief. Durch Gottes Gnade wurde der Mann wieder zum Leben erweckt." Doktor Lewis sagte mir viele Jahre später: „Ich fragte einmal den Meister: ‚Bist du wegen deiner persönlichen Verbindung mit dem Mann in dieses Haus gegangen oder war es, weil Gott es dir gesagt hat?'

Yogananda antwortete sofort: „Oh, weil Gott es mir befohlen hat. Sonst wäre ich nicht hingegangen."

## DER HIMMEL WARTET

Der Tod ist keine Vernichtung. Er ist ein Zustand passiver, unfreiwilliger Entspannung, der durch Unfall, Krankheit oder Leid hervorgerufen wird. Die gewaltsame und dauerhafte Trennung des Lebensstroms vom Körper wird im Volksmund als „Tod", als vollständige Vernichtung des Lebens bezeichnet. In Wirklichkeit ist es nur ein vorübergehender Zustand - es ist nicht das Ende der Dinge, sondern lediglich der Übergang vom Bereich der veränderlichen, hässlichen Materie in den Bereich unendlicher Freude und bunter Lichter.

Warum sollte man also nicht die Methode lernen, wie man den Lebensstrom vom ganzen Körper durch bewussten Willen und durch die ständige Praxis der Meditation abschalten und so die Seele von der Knechtschaft des Todes befreien kann? So wie Elektrizität nicht vergeht, nur, weil eine Glühbirne zerbricht, so wird unser wahres Selbst beim Tod nicht zerstört, sondern zieht sich in das unendliche, allgegenwärtige Selbst zurück.

Wir erleben diese Erde durch die fünf Sinne von Geschmack, Berührung, Riechen, Hören und Sehen. Der Himmel wird durch Intuition erlebt. Deshalb ist es notwendig, oft und tief zu meditieren, denn in der Meditation entwickelt man den sechsten Sinn, die Intuition. Wir sind nicht Fleisch; wir sind Geist. Der Himmel erwartet dich und der einzige Weg dorthin besteht darin, deine Intuition durch intensives Gebet und Meditation zu entwickeln.

## DIE MAGISCHE MÖHRE

In alter Zeit lebte einst in Indien eine Frau mit einer sehr streitsüchtigen Einstellung. Sie wurde Kalaha genannt, was auf Bengali „Streit“ bedeutet. Miss Kalaha begann beim geringsten Anlass Wortschlachten mit jedem und sie erwartete von niemandem etwas Gutes.

Die Zeit verging, und Kalaha nahm immer mehr an Bosheit zu. Endlich warf der Todesengel sie aus ihrem Körper. Dann begann ihr Astralkörper, die Wendeltreppe der Finsternis hinunter in die tiefste Region stygischer Dunkelheit zu steigen. Sie landete mit einem Schlag auf dem dampfspeienden Boden des Hades. In Qual und Schrecken schrie sie um Gnade, als sie sah, wie der Todesengel sie an diesem trostlosen Ort zurückließ, wo sündige Schatten in Folter und Verzweiflung leben.

Irgendwie, angezogen von dem klagenden, intensiven Betteln der bösen Frau, kehrte Yama (der Engel des Todes) zurück und beschwor sie: „Bitte, kannst du dich nicht an eine einzige gute Tat erinnern, die du während deines irdischen Lebens begangen hast, damit ich dich aus diesem schrecklichen Ort, wo du wegen deiner selbst geschaffenen Fehler gelandet bist, entlassen kann?“

Die böse Frau kratzte sich eine Weile am Kopf. Nach einer langen inneren Suche rief sie aus: „O ja, Eure Majestät, ich erinnere mich an eine freundliche Handlung meinerseits. Einmal hatte ich ein Bund Möhren. Ich war im Begriff, sie alle zu essen, als ich herausfand, dass eine von ihnen einen Wurm enthielt, also gab ich diese wurmige Karotte einem hungrigen Menschen. Vielleicht habe ich sogar vorgeschlagen, dass er nur den guten Teil isst und den Rest wegwirft, ohne den Wurm zu töten.“

„Das reicht", antwortete Yama. Er winkte mit der Hand, und diese Karotte schwebte durch die Luft zu der sündigen Frau. Yama fuhr fort: „Böse Seele, ergreife diese Möhre und halte dich daran fest. Lockere nicht deinen Griff, und sie wird dich in den Himmel führen."

Die Frau ergriff gierig die Möhre und begann ihren Aufstieg in Richtung Himmel. Als sie das sahen, packte ein anderer Sünder ihr Bein, und ein zweiter Sünder packte das Bein des ersten, und ein dritter hing sich an die Beine des zweiten, bis allmählich eine Kette von hundert Sündern an den Füßen der bösen Frau hing. Die magische Möhre begann sich mit der bösen Frau und der Kette von hundert Sündern, die alle an ihr hingen, wie eine hochzischende Rakete in Richtung Himmel zu erheben.

Die böse Frau war überglücklich, so leicht aus den Händen der nachtodlichen Gerechtigkeit befreit zu werden. Da fühlte sie plötzlich ein Ziehen an ihren Füßen, blickte nach unten und erkannte, dass eine lange Kette von Sündern zusammen mit ihr in den Himmel flog. Die Erkenntnis, dass diese Sünder alle von der Freifahrt profitierten, machte sie wütend. Sie konnte den Gedanken nicht ertragen, dass jemand anderes außer ihr noch die Gunst des Todesengels gewinnen sollte. Voller Wut rief sie aus: „Ihr verdienstlosen Sünder, lasst meine Füße los! Wie könnt ihr es wagen, zusammen mit meiner verzauberten Möhre in den Himmel zu steigen?"

Sie gab den anderen Sündern einen Tritt und lockerte dabei den Griff, mit dem sie die Möhre festhielt. So stürzte sie dann mit der ganzen Kette der Sünder durch den Weltenraum und landete mit einem Schlag erneut auf dem Boden des Hades.

Die Moral dieser Geschichte ist, dass selbst ein kleiner Akt der Güte ein winziges Flöckchen der Erlösung aus dem tückischen Meer der Sünde sein kann, aber wer den Wein des Egoismus trinkt und auf dem kleinen Boot der Gemeinheit tanzt, der sinkt in den Ozean der Unwissenheit zurück. Egoistisches Glück, das das Wohlergehen anderer nicht beachtet, wird zwangsläufig zu Trauer und Schmerz führen.

## MEIN LIEBLINGSREH

Bei Gott gibt es keine Trennung, aber diejenigen, die die Einheit in Gott noch nicht erkannt haben, erleben Trennung und Tod. Sie sehen den Tod als eine leere Wand, in der die Seelen verschwinden und vergessen sind. Der Mensch der Erkenntnis jedoch schaut über das Land des Todes hinaus, wo alle Seelen tanzen und wieder erwachen.

Der Tod sollte kein Leid verursachen. Wie traurig hatte ich mich immer gefühlt, wenn Freunde starben. Aber du solltest dich nicht so fühlen. Wenn du Gott kennst, wirst du jeden im Schoß des großen Göttlichen sehen; dann wirst du erkennen, dass sie in Wirklichkeit nie von dir entfernt sind.

Einmal, in Indien, an unserer Schule in Ranchi, gewann ich ein kleines Reh sehr lieb. Ich liebte das Rehkitz so sehr, dass ich es in meinem Zimmer schlafen ließ. Im Morgengrauen krabbelte die kleine Kreatur zu mir ans Bett, sodass ich ihr eine morgendliche Streicheleinheit geben konnte.

Eines Tages verließ ich die Schule für kurze Zeit. Obwohl ich die Jungen warnte, das Rehkitz bis zu meiner Rückkehr nicht zu füttern, gab einer von ihnen dem Baby eine große Menge Milch. Als ich am Abend zurückkam, wurde ich mit einer traurigen Nachricht empfangen: „Das kleine Rehkitz ist fast tot, wir haben ihm zu viel zu trinken gegeben." Ich wäre vor Trauer fast selbst gestorben. Ich sagte: „Wenn es einen Gott gibt, wird er mir mein Reh nicht wegnehmen." Also begann ich zu meditieren, und nach drei Stunden stand das Reh wieder auf. Gott hatte es mir zurückgegeben.

Aber was für eine Lektion musste ich später lernen! Ich blieb bei dem Rehkitz bis zwei Uhr morgens, als ich endlich einschlief. Das Reh erschien mir im Traum und sprach zu mir:

„Du hältst mich zurück. Bitte lass mich gehen, lass mich gehen!" – „In Ordnung", antwortete ich im Traum.

Ich wachte sofort auf und rief: „Jungs, das Reh stirbt!" Die Kinder eilten an meine Seite.

Ich rannte hinüber zu der Ecke des Raumes, wo ich das kleine Tier hingelegt hatte. Es unternahm einen letzten

Versuch, aufzustehen, stolperte dann auf mich zu, fiel zu meinen Füßen hin und war tot.

Nach dem Massenkarma, das das Schicksal der Tiere lenkt und reguliert, war das Leben des Rehes vorbei und es war bereit, zu einer höheren Form überzugehen. Aber durch meine tiefe Bindung, die ich später als egoistisch erkannte, und durch meine inbrünstigen Gebete hatte ich es in den Grenzen der tierischen Form festgehalten, aus der die Seele sich befreien wollte. Die Seele des Rehes flehte mich in meinem Traum an, weil sie ohne meine liebevolle Erlaubnis entweder nicht gehen wollte oder nicht gehen konnte. Sobald ich zugestimmt hatte, konnte es sterben.

Alle Trauer verließ mich; ich erkannte von neuem, dass Gott will, dass Seine Kinder alles als einen Teil von Ihm lieben und nicht in ihrer Täuschung meinen, dass der Tod alles beendet. Der unwissende Mensch sieht nur die unüberwindliche Mauer des Todes, die scheinbar für immer seine geliebten Freunde verbirgt. Aber der Mann ohne Bindung, der andere als Ausdruck Gottes liebt, versteht, dass die Lieben nach dem Tod nur zu einer Atempause der Freude zu Ihm zurückgekehrt sind.

## DER LETZTE TAG

Ihr, die ihr das hier lest, und ich, der ich das hier schreibe, und all die zwei Milliarden Menschen, die heute (1934) vor Lebendigkeit pulsieren, werden in hundert Jahren nur noch als Gedanken existieren. Große oder Kleine werden unter dem Gras begraben oder in die Flammen der Verbrennung geworfen werden. Wir, die wir uns so sicher sind, dass wir Frühstück, Mittagessen und Abendessen haben, werden nicht mehr schlucken oder sprechen können. Unsere Lippen werden für immer versiegelt sein.

Wir, die wir so gerne Schmeicheleien, die Stimme eines Baches, die süße Melodie der Musik und die vertrauten Worte unserer Lieben hören, werden eines Tages nie wieder irgendwelche Klänge von dieser traurigen Erde hören.

Die Rosen und Blüten, die du liebst, werden eines Tages den Boten des süßen Duftes senden, der an die Tür deiner parfümliebenden Sinne klopfen wird, aber die Tür dieser Sinne wird sich nicht mehr öffnen. Du wirst nie wieder von dem irdischen Parfum der Natur angelockt werden.

Der Tag wird kommen, an dem all diese schönen Dinge stumm am Weisheitstor deines Lotusblicks stehen und versuchen werden, in die Kammer deiner Wertschätzung zu gelangen, aber du wirst die unvollkommene Materie nicht mehr sehen.

Die Kammer der Weisheit wird unbewohnt bleiben. Das Gehirn, das deine 27 Billionen Zellen und die Fabrik deines Körpers kontrollierte, wird sie nicht mehr lenken. Die sanften Berührungen des Windes und die Wärme des Sonnenscheins werden dich nicht mehr trösten, denn dein Körper wird starr und leblos bleiben.

Der Tag wird kommen, an dem du nicht mehr sehen kannst, an dem du deine Hände oder Füße nicht mehr bewegen kannst und an dem du weder gute noch schlechte Gedanken, Erfolg oder Misserfolg, Weisheit oder Unwissenheit in dir trägst.

Da dies beim Sterben geschehen muss, warum baust du dir dann einen Glauben an einen dauerhaften Trost um diese schmelzende Wachspuppe deines Körpers auf? Die Hitze des Todes wird diese gefrorenen Körperatome zum Schmelzen bringen. Hast du jemals daran gedacht, dass du nur dieses eine Leben hast und dass du dich dann den Schatten von Millionen von Seelen anschließt, die auch gedacht, gelebt und gelacht haben und die gestorben sind, mit unerfüllten Hoffnungen?

Wiedergeburt ist zweifellos wahr, aber ist dir auch klar, dass du nie mehr denselben Körper, denselben Geist, Freunde in denselben Körpern oder dieselbe Art zu leben und zu sterben haben wirst, wie du dies in diesem Leben erlebt hast?

Denke daran, dass du auf dem Bildschirm der Zeit ein paar Jahre lang voll Trauer oder Lachen eine einzige Rolle spielen wirst und dann wird dieser besondere Film des Lebens für immer auf Eis gelegt, um nie wieder gespielt zu werden, auch wenn er dann erneut überarbeitet und auf dem Bildschirm einer anderen Inkarnation gespielt wird.

Wenn jede einzelne Seele ihr billiges fleischernes Gewand abwerfen muss, damit die Seele die leuchtenden Gewänder der Unsterblichkeit überziehen kann, warum solltest du dann weinen? Wenn sowohl die Unsterblichkeit verkündenden Heiligen als auch die vor Todesangst zitternden kleinen Menschen sterben müssen, warum dann den Tod fürchten? Es ist eine universelle Erfahrung, durch die alle gehen müssen.

Denke daran, was für ein Rätsel das Leben ist! Es hat seinen Ursprung im Unbekannten, und ins Unbekannte hinein löst es sich auf. Denke auch daran, was für ein Rätsel der Tod ist! Es verschluckt den hart arbeitenden und den untätigen Menschen gleichermaßen und lässt sie sich wieder in Äther und die Elemente verwandeln. Denke daran, wie jeder den Tod fürchtet, und doch kommt der Tod nur, um Frieden und Erleichterung zu bringen, wenn die Last des Lebens zu schwer geworden ist, voll Trauer, Krankheit oder scheinbar unheilbaren Problemen.

Warum also den ganzen Schatz deiner Weisheit ausgeben, um es diesem ungewissen, vergänglichen Körper bequem zu machen? Wache auf! Versuche, die Ernte unvergänglicher Unsterblichkeit und dauerhafter, immer neuer Glückseligkeit von dem vergänglichen Boden des Körpers zu ernten. Sie werden nie dauerhaften Trost in einem sich langsam auflösenden Körper finden. Du wirst niemals den Honig des göttlichen Glücks aus dem Felsen der Sinnesfreuden pressen können.

Dauerhafter Trost fließt unaufhörlich in den Eimer deines Lebens, wenn du die Wabe der Meditation und des Friedens mit den eifrigen, kraftvollen Händen deines Willens und mit immer größerer Konzentration ausdrückst.

Warum berauschst du dich während deines todesähnlichen Schlafes der Unwissenheit mit materiellen Begierden? Deine gegenwärtige materielle Aktivität ist wie das Herumwandern in einem illusionären Traum im Schlaf der Unwissenheit. Warum bist du dir deiner selbst so sicher und warum widmest du deine ganze Zeit dem Aufbau eines materiellen Vermögens, das du in einem einzigen Augenblick beim Ruf des Todes sowieso hinter dir lassen musst? Wie du weißt, sind materielle Reichtümer zu schwer, um in deinem astralen Fahrzeug transportiert zu werden, wenn du ins große Jenseits reist. Warum bereitest du dich also nicht jetzt auf den letzten Tag auf Erden vor, an dem du alles hinter dir lassen musst, an dem du so hängst?

Ich meine damit nicht, dass du zum Zyniker werden und die Dinge dieses Lebens nicht genießen solltest. Alles, was ich sage, ist, dass du dich nicht so sehr an etwas binden solltest, das dir mentale Qualen verschafft, wenn du es gewaltsam verlierst oder von ihm getrennt bist. Wenn du nicht um irdische Dinge trauerst, wenn dein Leibgewand abgestreift worden ist, dann wirst du danach Besseres haben. Du wirst erneut aus den Händen deines Vaters, Gott, all die Dinge empfangen, die du immer geliebt und verloren hast. Er nimmt dir die Dinge weg, damit du dich nicht so an die Erde bindest und deinen wahren Zustand der Unsterblichkeit vergisst.

Erwirb also die Kraft der Meditation und die Schätze deiner intuitiven Wahrnehmungen und eines immer neuen Friedens und einer Freude, die dir auf deiner letzten Reise von größerem Nutzen sein werden. Vergiss die Illusionen von heute. Bereite dich auf den Tod vor, indem du jeden Tag deine Bekanntschaft mit Gott erneuerst. Am Ende deines Weges, wenn du durch die Portale deines letzten Tages schreitest, wirst du für immer in das Königreich deines Vaters eintreten und dort für immer bleiben können.

## SPIRITUELLE AUFERSTEHUNG

Das Leben ist so herrlich; das Leben ist so schön – wenn du nur Gott unter den Trümmern der Materie finden könntest. Lasse dich doch nicht von diesem veränderlichen Bild von Leben und Tod hypnotisieren, sondern erkenne die Unsterblichkeit. Es ist die fröhlichste Sache, die du erleben kannst. Gott ist hinter dem Mond, der Sonne und den Sternen verborgen. Dein Gewissen ist die Stimme Gottes. Und es gibt keinen anderen Weg, Gott zu entdecken, als durch echte Hingabe und Meditation. Erwecke dich jeden Tag in der Meditation wieder zum Leben. Vergleiche deinen Zustand vor und nach der Meditation. Meditiere tief, wenn du Gott erkennen willst. Lass deine schlechten Gewohnheiten, deine Gleichgültigkeit und Unruhe täglich sterben.

Auferstehung bedeutet Entspannung - dein Bewusstsein von Körper und Geist in der Meditation zu entspannen. Dann wirst du frei: Deine Seele weiß, dass du ohne deinen Körper leben kannst, auch wenn du noch im Körper lebst; sie ist von ihm getrennt.

Das menschliche Leben mag schön sein, aber es ist wie das Leben eines Vogels in einem Käfig. Du öffnest die Käfigtür, aber der Vogel will nicht wegfliegen. Er hat Angst – und auch wir sagen während der Meditation: „Werde ich ins Unendliche schlüpfen und nie wieder zurückkehren?" Wir haben Angst vor der unendlichen Weite des Himmels. Wir haben uns zu lange mit dem Körper identifiziert und haben Angst vor unserer eigenen unendlichen Allgegenwart. Wir haben Angst, unsere Allmacht, unsere Allwissenheit wieder aufleben zu lassen.

Du weißt nicht, welche Freude auf der anderen Seite des Bildschirms des Unterbewusstseins auf dich wartet. Wenn du die Unruhe und die Empfindungen des Körpers beseitigst, dann setze dich ruhig hin und sage: „Im Himmel der Stille, oh Gott, werde in mir geboren", dann wird Er auf dem Altar der Stille zu dir kommen. Die Freude an Gott ist unbeschreiblich - Freude, dass dir kein veränderlicher Traum von Leben und Tod jemals wieder genommen werden kann.

# KAPITEL 5

# WIEDERGEBURT

## DIE THEORIE DER REINKARNATION

Es gab viele Kontroversen darüber, ob an der Wiedergeburt etwas Wahres ist. Wenn an der Theorie der Reinkarnation nichts Wahres wäre, dann wäre es sinnlos, an irgendeine Form von Religion zu glauben. Die Reinkarnation lehrt, dass es ein Leben nach dem sogenannten Tod gibt. Der Körper hält nicht lange, aber die Seele bleibt ewig - die unvergängliche Seele in einem vergänglichen Körper. Die Seele kann nicht zu Gott zurückkehren, bis sie Vollkommenheit erlangt hat. Wenn also der Körper vergeht, muss die Seele sich einen anderen Körper nehmen, um dessen Unvollkommenheiten zu überwinden.

Der Körper ist das Haus und die Seele ist der Bewohner. Das fleischliche Haus ist vergänglich und die Seele, das Abbild des Geistes, ist unvergänglich. Wenn der Körper also stirbt, muss die Seele sich anderswo eine Unterkunft suchen. Durch den engen Kontakt der Seele mit dem Körper entwickelt sie materielle Begierden. Diese unvollkommenen materiellen Bindungen heften sich an die körperlose Seele und verhindern, dass sie zum Geist zurückkehrt. So hat die unsterbliche Seele keine andere Wahl, als wieder und wieder in die sterbliche Schule des Lebens zurückzukehren, denn nur dort kann sie an ihren Unvollkommenheiten arbeiten.

Wenn ein Kind zur Schule geht und nicht versetzt wird, muss es wieder und wieder zurückkehren, bis es seine Prüfungen besteht. Genauso die Seelen, die ihre Vollkommenheit nicht bewahren können, während sie in der sterblichen Schule für Erziehung und Unterhaltung sind und deshalb für viele Inkarnationen zurückkehren müssen, bis sie ihr verborgenes göttliches Wesen vollständig erfahren. Die unsterbliche Seele muss mehrere Preise gewinnen, um die Ausdauer des göttlichen Geistes zu erhalten: Selbstbeherrschung, Loslösung, Moral, Ruhe und Spiritualität - und alle Klassen der irdischen Schule erfolgreich durchlaufen, um wirklich frei zu werden.

Unsterbliche Seelen-Kinder werden in das Kino des Lebens geschickt, um mit unerschütterlicher Gelassenheit ihre Filme des Lebens zu drehen oder zu sehen: sowohl Tragödien als auch Komödien. Wenn diese göttlichen Kinder dann zu Gott zurückkehren und sagen können: „Vater, ich habe es genossen, in Deinen irdischen Spielfilmen mitzuspielen und zuzusehen, aber ich habe nun kein Verlangen mehr nach vergänglichen Vergnügungen“, dann werden sie durch ihre materiellen Wünsche nicht mehr gezwungen, auf die Erde zurückzukehren.

Gott hat vollkommene Seelen auf die Erde geschickt, um sich wie Unsterbliche zu verhalten – ruhig, wunschlos und immer glücklich – um die irdischen Filme sowohl zu beobachten als auch in ihnen mitzuspielen. Beim Handeln und Beobachten weltlicher Filme entwickeln diese Seelen jedoch Bindungen. Wenn ihre materiellen Wünsche nicht vor dem Tod abgeworfen werden, muss die Seele in einem anderen Körper in das irdische Kino zurückkehren, um die dort geborenen Wünsche abzuarbeiten.

Wenn du mit dem Wunsch stirbst, einen Rolls Royce besitzen zu wollen, wirst du nicht auf ewig im Himmel leben können, wo Seelen ja ohne jedes Fahrzeug herumgleiten. Du wirst also auf die Erde zurückkehren müssen, wo allein dieser besondere Wunsch erfüllt werden kann. Selbst der höchste äußere Wunsch der Seele ist begrenzend, wenn man ihn vergleicht mit dem ewigen Reich des Kosmos, den die Seele durch ihre Konzentration auf kleine Dinge verliert.

## *Wie Reinkarnation verhindert werden kann*

Wenn vollkommene Seelen-Kinder Gottes auf die Erde kommen und alles tun, um Gott zu gefallen, anstatt das Verlangen ihres Egos zu befriedigen, dann werden sie frei von der Notwendigkeit der Wiedergeburt. Deshalb, wenn du (zum Beispiel) etwas isst, denke: „Ich esse nicht aus Gier, sondern nur, um Deinen Tempel des Bewusstseins zu erhalten und um Dir zu gefallen, da Du mir den Drang gegeben hast, hungrig zu werden". Oder denke: „Ich verdiene nur Geld, um meiner himmlischen Verantwortung für mich und andere nachzukommen, und nicht aus Geiz." Was auch immer du tust, sage dir: „Ich glaube, ich werde, und ich bin froh, Dir allein zu gefallen."

Für Gott zu arbeiten macht sehr viel Spaß und ist auch persönlich sehr befriedigend. Die Arbeit für das eigene Ego macht persönlich blind und erzeugt Elend. Deshalb verrichtet alle guten Taten nicht für euch selbst, sondern für Gott. Auf diese Weise wird die Verantwortung für dein Handeln und für ihre Ergebnisse die Seele nicht berühren. Diese geistige Haltung schneidet die Schnur der Bindung durch, die die Seelen wieder zurück zur Erde bringt. Wenn du isst, arbeitest, denkst, spielst, meditierst und wahres irdisches Glück genießt, nur um Gott zu gefallen und nicht um dir selbst zu gefallen, bist du immer bereit, entweder hier zu bleiben oder die Erde ohne Kummer oder irgendeine Bindung zu verlassen – je nach Gottes Lust. Dann wirst du nicht zur Erde zurückgezwungen werden.

Handlungen, die man verrichtet, um Gott zu gefallen, hinterlassen keine Bindung. Wenn du Erdbeertorte isst oder mit dem Bewusstsein, Gott zu gefallen, Geld verdienst, trägst du nicht den Wunsch nach der Erfüllung dieser Wünsche in dir, wenn du stirbst. Wenn du aus Gier oder Egoismus handelst und mit den daraus resultierenden, unerfüllten Wünschen stirbst, musst du auf die Erde zurückkehren, um sie zu erfüllen. Das bedeutet nicht, dass man ohne Ehrgeiz sein muss. Der faule oder fahrlässige Mensch hat keinen Ehrgeiz, Gott durch gute Handlungen auf Erden zu gefallen, also muss er hierher zurückkehren, bis er lernt, energetisch mit dem einen Ziel zu arbeiten, Gott zu gefallen.

Der Egoist, der nur daran arbeitet, sich selbst zu gefallen, gerät in ein endloses Netz aus Begierden, aus dem er sich erst nach vielen Inkarnationen befreien kann. Deshalb sei niemals untätig, zerstreut oder aus egoistischen Gründen ehrgeizig, sondern sei göttlich ehrgeizig, um auf der Erde mit der richtigen Geisteshaltung zu arbeiten und zu spielen, wie es der Göttliche Regisseur sich von dir wünscht.

Die Welt zu verlassen und in den Wald zu gehen, um zu meditieren, ist ein mögliches Extrem, aber deine irdischen Wünsche können dir in den Wald folgen. Mit der Welt vereint zu sein, aber nicht von der Welt zu sein, oder besser noch, die Welt mit der reinen Freude Gottes zu genießen, bringt wahres und dauerhaftes Glück.

Auf die Welt zu verzichten, ohne im Inneren seine Wünsche besiegt zu haben, bringt nur Heuchelei hervor. In der Welt zu sein, ohne eine spirituelle Ausbildung zu haben, macht dich hart und weltlich. Alles in der Welt zu tun, um Gott zu gefallen, ist das höchste Ideal, jedenfalls nach der hinduistischen Schrift, der Bhagavad Gita, deren hohe Lehren sowohl mit dem westlichen als auch mit dem östlichen Leben vereinbar sind.

Wenn wir als Einsiedler in den Wäldern leben, leben wir vielleicht nicht auf hygienische Weise und können an allen möglichen Krankheiten sterben. Wenn wir in der Welt ohne

Frieden leben, können wir an geistigen Sorgen sterben. Behaltet also Gott in eurem Herzen, wo immer ihr auch seid, lächelt mit Seiner Freude und arbeitet allein für die Wahrheit.

## *Warum Wiedergeburt vermieden werden sollte*

Als unsterbliche Seelen-Kinder Gottes sollten wir nicht durch die Früchte unserer bösen Handlungen gezwungen werden, zu unerwünschten Leben auf die Erde zurückzukehren. Unser Zuhause liegt in der göttlichen Allgegenwart: im krankheitslosen, sorglosen, immer gesegneten Reich Gottes. Es ist nicht diese Karawanserei der Erde, in die wir zur irdischen Unterhaltung hinabsteigen. Wenn wir mit diesem weltlichen Spiel fertig sind, müssen wir uns entscheiden, nach Hause zurückzukehren.

Wiedergeburt wird durch eine satanische Kraft erschaffen, die den Menschen falsche Wünsche und Bindungen einflößt und sie dazu veranlasst, das allumfassend glückselige Reich Gottes zu verlassen und immer wieder auf die Erde zurückzukehren, in das Land falscher Hoffnungen, der Desillusionierung, der Trauer und der Unwissenheit.

## *Das Ego liebt das Körpergefängnis*

Die Reinkarnation hält unsterbliche Seelen von ihrem Reich der Allgegenwart fern und im krankheitsbefallenen, unfallträchtigen und vom Elend infizierten kleinen

Körpergefängnis gefangen. So wie sich einige Kriminelle so sehr an das Gefängnis gewöhnen, dass sie es am Ende ihrer Strafzeit gar nicht verlassen wollen, so können auch allgegenwärtige Seelen so sehr gebunden werden, dass sie es hassen, ihr körperliches Gefängnis zu verlassen, auch wenn ihre Lebenszeit abgelaufen ist.

Freie Seelen wie Jesus, Krishna und unser großer Guru Babaji können das irdische Gefängnis besuchen, um für Seelengefangene Bewährung zu erwirken, indem sie sie an das Reich endlosen Glücks erinnern.

## *Zeugnisse für die Reinkarnation*

Zweihundert Millionen Hindus, fünfhundert Millionen Chinesen, Millionen Japaner (geschrieben im Jahr 1934) und eine Vielzahl anderer Nationalitäten glauben an die Wiedergeburt. Pythagoras, der berühmte Dichter Emerson, Geschäftsleute wie Henry Ford und weltberühmte Wissenschaftler wie Thomas Edison und Luther Burbank glaubten alle an die Reinkarnation. Die Hindu-Meister, und auch Jesus, kannten und unterstützten die Lehre von der Wiedergeburt.

Jesus sprach: „Ich aber sage euch, dass Elias bereits gekommen ist, und sie erkannten ihn nicht… Da verstanden die Jünger, dass er zu ihnen von Johannes dem Täufer sprach.“ (Matthäus 17,12-13).

In den Worten Jesu finden wir das Gesetz der Wiedergeburt klar formuliert. Der Prophet Elias war eine Seele in einem Körper. Als sein Körper starb, ging seine Seele in den Himmel und kehrte für weitere Inkarnationen auf die Erde zurück, um dann in den Körper von Johannes dem Täufer zu gelangen. Was könnte dieses Zitat sonst noch bedeuten, als dass der Prophet Elias als Johannes der Täufer wiedergeboren wurde?

In Offenbarung, Kapitel 3:12, lesen wir: „Denjenigen, der sich überwindet, den mache ich zu einer Säule im Tempel meines Gottes, und er wird nicht mehr hinausgehen." Wer also seine körperlichen Wünsche überwindet, der wird zu einer festen Seele (Säule) im Haus der Gegenwart Gottes werden und wird nicht mehr zur Erde zurückgehen müssen, um irdische Erfüllung zu suchen.

Offenbarung, Kapitel 2:7, besagt: „Dem, der sich bezwingt, werde ich vom Baum des Lebens zu essen geben, der inmitten des Paradieses Gottes steht." Wer also die Wünsche seines Körpers überwindet, der wird nicht mehr auf die Erde kommen müssen, um die bittersüßen Früchte des irdischen Lebens zu kosten, sondern er darf Gott, den „Baum des Lebens" genießen, der im Paradies des ewig lebenden, göttlichen Glücks allgegenwärtig ist.

Die höchste hinduistische Schrift, die Bhagavad Gita, sagt: „Ich, der höchste Geist, reinkarniere mich immer und immer wieder, um die Unterdrücker zu erheben und die Tugendhaften zu erlösen."

Wie ein Mensch, der auf ein abgenutztes Kleidungsstück verzichtet, ein neues anzieht, so wagt sich auch die Seele, die einen zerfetzten Körper hinterlässt, an eine neue fleischliche Behausung.

Isaac Newton, Galileo und Jules Verne sagten viele Wahrheiten voraus, die sie voraussahen. Galileo wurde dafür bestraft, dass er wusste und lehrte, dass die Erde rund ist, zu einem Zeitpunkt, als alle Menschen auf der Welt noch dachten, sie sei eine Scheibe.

So haben Jesus und andere Weise die Wahrheit über die Reinkarnation erkannt. Wenn Menschen eine Wahrheit nicht verstehen, müssen sie sich auf die Autorität eines Lehrers wie Jesus verlassen, der einer von den göttlichen „Super-Söhnen" ist.

## *Was genau wird wiedergeboren?*

Der physische Körper enthält, in sich verborgen, zwei weitere Körper, den Astralkörper und den spirituellen (den Vorstellungs-)Körper.

Wenn ein Liter Salzwasser in ein Glas gegeben und verkorkt wird und dieses dann in ein anderes größeres Glas gestellt und verkorkt wird und wenn diese beiden Gläser schließlich in ein drittes, größeres Glas gegeben und verkorkt werden und wenn die drei Gläser dann alle miteinander ins Meer gestellt werden, dann kann sich das Salzwasser in den inneren Gefäßen nicht mit dem Meerwasser vermischen, wenn das äußerste Glas zerbrochen wird. Alle drei umschließenden Gläser müssen aufgebrochen werden, damit das Wasser sich mit dem Meerwasser vermischen kann.

Auf genau dieselbe Weise trägt der physische Körper den Astralkörper und den Vorstellungskörper oder Kausalkörper in sich. Die Seele wird zuletzt im Vorstellungskörper eingeschlossen und mit Unwissenheit verkorkt.

Wenn also der physische Körper beim Tod zerstört wird, ist die Seele noch nicht frei. Sie kann nur dann Seelenfreiheit finden, wenn die Korken der Unwissenheit aus dem Astral- und Vorstellungskörper ebenfalls entfernt werden, so dass sie sich mit dem Ozean des Geistes vermischen können. Wenn wir drei Schichten von Kleidungsstücken anziehen – beispielsweise Unterwäsche, einen Anzug und einen Mantel -- dann verliert die Seele beim Tod nur den Mantel des physischen Körpers.

## *Die drei Körper*

Der physische Körper besteht aus 16 groben metallischen und nichtmetallischen Elementen: aus Eisen, Phosphor, Chlor, Natrium, Jod, Kalium und so weiter.

Der Astralkörper besteht aus mentalen, emotionalen und lebensfördernden Elementen, darunter: Intelligenz, Ego,

Gefühl, Geist (Sinnesbewusstsein); aus fünf Vermittlern der *Erkenntnis*, die die feinstofflichen Gegenstücke der Sinne des Sehens, Hörens, Riechens, Geschmacks, Tastsinns sind; aus fünf *Handlungs*instrumenten, die die mentale Entsprechung für die Fähigkeiten der Fortpflanzung, Ausscheidung, des Sprechens, Gehens und der manuellen Fertigkeiten sind; und aus fünf Instrumenten der *Lebenskraft*, die die kristallisierenden, assimilierenden, eliminierenden, verstoffwechselnden und kreislaufaktivierenden Funktionen des Körpers ausführen.

Wenn sich beispielsweise der Kristallisationsstrom im Körper weigert, richtig zu funktionieren, dann beginnt eine Tuberkulose. Wenn der kreislaufaktivierende Strom unregelmäßig arbeitet, kommt es zu einer anämischen Erkrankung.

Der Ideenkörper besteht aus den Anlagen der Vorstellungen, die den 16 Elementen des physischen Körpers und den 19 Elementen des Astralkörpers entsprechen. Gott musste zuerst alle Elemente im physischen und astralen Körper als Vorstellung erschaffen. Diese durch Gedanken geschaffenen materiellen und astralen Elemente wurden dann grob in physische und astrale Elemente umgewandelt. Bevor Gott zum Beispiel Eisen, Gedanken oder Gefühle schuf, musste er sie zuerst in seinem Kopf erschaffen. In einem Traum besteht der Unterschied zwischen einem im Traum materialisierten Felsen und einem Gedankenblitz nur darin, dass es sich um verschiedene Arten von Vorstellungen handelt.

Der physische Körper wird beim Tod zerstört, aber er wird durch irdische Begierden erneut erschaffen. Das Bewusstsein lenkt die gesamte materielle Schöpfung.

## *Wie man die Seele von ihren drei Körpern befreit*

Zerstöre zuerst die irdischen Wünsche; dann lerne durch höhere Meditation, deine Seele aus der Fesselung der drei Körper in den Ozean des Geistes zu holen. Wenn du das mit Hilfe eines wahren Gurus tun kannst, während du noch körperlich am Leben bist, wirst du das auch dann tun können, wenn dein physischer Körper stirbt.

## *Gründe für die Reinkarnation*

Wenn du die Gesundheitsgesetze durch übermäßiges Essen übertrittst, ist es sehr wahrscheinlich, dass du mit Verdauungsstörungen oder einer Anlage zu Magenbeschwerden geboren wirst, die zu einem frühen Tod führen. Nachdem du das Karma des maßlosen Essens in der nächsten Inkarnation bezahlt hast, kannst du in der dritten Inkarnation erneut mit der Anlage zum übermäßigen Essen geboren werden, aber es könnte auch sein, dass du lange genug lebst, um die Gier zu überwinden, wenn du dich dafür entscheidest.

Babys, die im Schoß ihrer Mutter sterben, sind in der Regel in einem früheren Leben Selbstmordtäter gewesen. Sie haben das Leben vorher abgelehnt, und während des Prozesses ihrer Wiedergeburt strahlen sie krampfartig latente Zurückweisungen des Lebens aus, die den Körper so sehr verwirren, dass das Leben im Embryo stirbt. Diejenigen, die in früheren Leben Reichtum, Gesundheit, Wohlstand, Weisheit oder Spiritualität erworben haben, werden vom Beginn ihres gegenwärtigen Lebens an mit spezifischen Vorteilen geboren. Ebenso werden diejenigen, die durch Nachlässigkeit Armut, Krankheit und Unwissenheit in früheren Leben erschaffen haben, diesen Bedingungen vom Beginn ihres gegenwärtigen Lebens an begegnen.

Dieses Gesetz des Handelns, das vorschreibt, dass du in diesem Leben erntest, was du in einem früheren Leben gesät hast, ist ein gerechtes und weises Gesetz. Es befreit Gott von dem vom Menschen auferlegten Stigma, ein Autokrat zu sein, der manche Gehirne gesund erschafft und ein paar Gehirne nur zur Abwechslung zu Idioten werden lässt. Dieses Handlungsgesetz erklärt offensichtliche Ungerechtigkeiten vom Anbeginn des menschlichen Lebens an. Es schenkt auch allen Menschen Hoffnung, denn ein Sünder ist kein Sünder, weil seine Eltern ihm sündhafte Tendenzen mitgegeben haben, sondern weil er in einem vergangenen Leben sündhaft war und so sündige Eltern anzog.

Ärzte würden sagen, dass Johannes den Wahnsinn von seinem wahnsinnigen Vater geerbt hat, aber der Metaphysiker würde sagen, dass Johannes in diesem Leben einen wahnsinnigen Elternteil angezogen hat, weil seine Seele die Anlage zum Wahnsinn aus seinem früheren Leben mit in dieses Leben gebracht hat. Nur diese letztgenannte Lehre kann einem den Glauben an die Gerechtigkeit und Weisheit des Wirkens der Gesetze Gottes im Leben der Menschen vermitteln.

Wenn ein Mensch hundert Jahre alt wird, hat er Zeit genug, gegen das Böse zu kämpfen und ein guter Mensch zu werden, aber wenn ein Kind im Alter von fünf Jahren stirbt, hat es keine Zeit, seine Vernunft und freie Entscheidungsfähigkeit zu nutzen, um den Kampf des Lebens zu gewinnen. Ein solches kleines Kind stirbt aufgrund von früheren, selbstverschuldeten Übertretungen des göttlichen Gesetzes. Es muss in verschiedenen Schulen des Lebens wieder und wieder neu geboren werden, bis es sich zum richtigen Verhalten erzogen hat.

Wenn Babys in den Himmel kommen, wenn sie sterben, warum dann nicht einfach alle Babys bei der Geburt ertränken und sie davor bewahren, dass sie sich dem Kampf der Existenz stellen müssen? Wenn ein Bandit stirbt, wird er nicht durch die bloße Tugend des Todes zum Engel. Diejenigen, die ein niederträchtiges Leben führen und dennoch erwarten, nach dem Tod Engel zu werden, werden sehr enttäuscht sein. Nach nur einer Nacht Schlaf sind wir immer noch genauso wie vorher. Sündige oder tugendhafte Seelen sind immer noch dieselben, wenn sie körperlich gestorben sind.

Als Seelen sind wir bereits Strahlen des Lichts Gottes. Wir können hinter Wolken der Sünde verborgen bleiben, so wie sich die Sonne für eine kleine Weile hinter einer Wolke verbirgt, aber wir können unsere Seele nicht für immer verstecken. Nicht einmal alle Sünden des Kosmos könnten unsere essenzielle Leuchtkraft zerstören; wir müssen nur die erstickenden Wolken der Unwissenheit beseitigen und unser ewiges Licht erneut zum Vorschein bringen.

Wir dürfen nicht glauben, dass wir, da wir ja alle eines Tages erlöst werden, auf diesem Weg verweilen sollten. Das ist töricht, denn die Sünde ist sehr schmerzhaft. Warum bereitwillig Äonen lang leiden, nur aus Unwissenheit?

## *Warum Unwissenheit über frühere Leben kein Beweis gegen Reinkarnation ist*

Unser Gedächtnis ist kein Beweis dafür, dass wir schon einmal gelebt haben. Wir erinnern uns ja auch nicht an die neun Monate unserer Existenz als Embryonen und auch nicht an die Zeit, als wir noch Säuglinge waren. Wie könnten wir uns dann daran erinnern, dass wir in einem anderen Körper mit einem anderen Gehirn und Nervensystem und mit einem anderen Aussehen lebten?

Es ist gut, dass wir uns nicht an die harten Erfahrungen in der Schule vergangener Leben erinnern, denn wir wollen ja nicht erneut von diesen Härten hypnotisiert werden. Wenn wir uns an all die harten Schläge erinnern, die wir in unserem früheren Leben erlitten haben, könnten wir uns vielleicht wenig geneigt fühlen, nun ein guter Mensch zu werden, oder wir sind vielleicht einfach nur gelangweilt von der ewigen Wiederholung, oder hilflos, wie wir uns denn verändern sollten, selbst wenn wir es wollten. Wenn wir uns an unsere Kindheit, an unsere Jugend und unser Alter erinnern würden, würden wir nicht gerne noch einmal die verrückten Streiche der Kinderzeit, die Kapriolen der Jugend und die Tragödien des Alters erleben.

Bedenke doch, was für ein Segen die Reinkarnation ist! Sie zerschmettert unser altes klappriges Lebensauto und schenkt uns ein brandneues Modell, in dem wir endlich versuchen können, das Rennen des Lebens zu gewinnen!

Alle Kriminellen, Mörder und Menschen mit schlechtem Ruf, die gemieden werden, weil sie so waren, wie sie eben in diesem Leben auf Erden waren, können in neuen Formen auf die Erde zurückkehren, bereit, ihr Leben neu zu beginnen, willkommen geheißen und ermutigt von neuen Freunden und neuen Umständen.

## *Hinweise auf Reinkarnation*

Bestimmte abendländische Menschen, insbesondere Amerikaner, können wie die spirituellsten Hindus sein, und bestimmte Hindus verhalten sich wie die ausgekochtesten amerikanischen Geschäftsleute. Viele spirituelle Hindus haben amerikanische Körper angenommen, um im göttlichen Plan Amerika zu spiritualisieren. Ebenso sind viele Amerikaner, die die materiell erfolglosen, aber spirituell großartigen Hindus liebten, in Indien wiedergeboren worden, um sie zu befreien.

Denke einmal so weit zurück, wie du dich erinnern kannst, und zähle dann deine ersten Anlagen auf, die du in dir gespürt hast. Hast du Weihrauch oder orientalische Philosophie geliebt, oder mochtest du Werkzeuge und Maschinen? Diese frühen Anlagen, wenn man sie einmal von den erworbenen Anlagen dieses Lebens trennt, können dir helfen, deine Vergangenheit zu enthüllen.

Manchmal findet man eine Familie, in der die Mitglieder ständig streiten; sie waren dann in der Vergangenheit Feinde und haben in ihren Herzen Hass gegeneinander aufgebaut. Weil das Gesetz der Anziehung sowohl Hass als auch Liebe beinhaltet, hat die Natur diese feindlichen Seelen wieder zusammengebracht, um das „Getue" ihres Kampfes gegeneinander in der engen Arena eines kleinen Haushalts fortzusetzen. Hüte dich also! Zieh weder deinen Feind noch seine schlechten Eigenschaften an, indem du dich durch den Hass, den du gegen ihn empfindest, ständig auf ihn konzentrierst.

## *Ein langer Prozess*

Wiedergeburt beginnt im Kristallstadium. Nach acht Millionen Leben erreicht sie die Ebene der menschlichen Existenz. Wie lange dauert es, bis sich die Seele im Körper eines Menschen entwickelt und dort geboren wird! Materie unterdrückt Geist, der immer danach strebt, die Materie von innen heraus zu verwandeln, indem er ihre Entwicklung fördert.

Metalle, Gemüse und Menschen: Ihre Körper sind unterschiedlich, aber ihre Seele ist immer dieselbe. Die Reinkarnation ist der Prozess, durch den der Geist zu sich selbst zurückkehrt - von den Vielen zum Einen.

## *Der Ursprung der Wiedergeburt*

Gott hatte den Menschen eigentlich unsterblich gemacht. Der Plan war, dass er als Unsterblicher auf Erden bleiben sollte. Er sollte das Drama der Veränderung mit seinem unveränderlichen unsterblichen Bewusstsein verfolgen, und dann, nachdem er den Tanz der Veränderung auf der Bühne der Unveränderlichkeit gesehen hatte, sollte er in den Schoß der ewigen Glückseligkeit zurückkehren. Dann schlich sich das Böse ein. Es veranlasste den Menschen, sich auf die Veränderungen des Lebens und auf die äußeren Erscheinungen zu konzentrieren und nicht auf die Unsterblichkeit, die allen Dingen zugrunde liegt; und verbunden damit kam die falsche Vorstellung vom Tod als der völligen Vernichtung in ihm auf.

## *Die Vorstellung vom Tod zerstören*

Der Film über das Leben eines Menschen - seine Geburt, sein Leben auf Erden und sein Tod - zeigt Glück bei der Geburt und Traurigkeit beim Tod. Satanische Unwissenheit verbirgt jedoch den Film über seine frühere Existenz vor der Sicht des Menschen, als er freudig von Gott herabstieg, und nach dem Tod freudig wieder in höhere Gefilde zurückkehrte. Satan hat uns unsere pränatalen und postnatalen Erfahrungen vergessen lassen, indem er uns allzu kurz dieses Drama des Lebens gezeigt und dann den Vorhang fallengelassen hat, wodurch wir alle ein falsches Konzept des Todes in uns entwickelten.

Zu sagen, dass es keinen Tod oder keine Veränderung gibt, ist falsch, aber ich betrachte den Tod nur als ein äußerlich sichtbares Glied in der Kette der Unsterblichkeit, während der Rest vor unserer Sicht verborgen ist. Um den düsteren, trügerischen Tod zu vergessen, sollte der Mensch alle Veränderungen als Tanz auf dem Schoß der Unveränderlichkeit betrachten.

## *Übernatürlicher Tod versus schmerzhafter Tod*

Hätten Adam und Eva nicht die Wünsche Gottes übertreten und hätten ihre Nachkommen sich nicht von der ererbten Unwissenheit beeinflussen lassen, dann hätte der moderne Mensch nicht miterleben müssen, wie herzzerreißende, schmerzhafte Todesfälle durch Unfall und Krankheit vorkommen.

Der Mensch erschien auf der Erde, von Gott in die Materie geholt, und war dazu bestimmt, auf der Erde zu leben und Geburt, Wachstum und eine schmerzfreie Rückkehr des Körpers in die vollkommene Perfektion zu genießen. Da es möglich ist, auf einer Leinwand den langsamen Prozess des Knospens, Wachsens und Verschwindens einer Blume zu beobachten, sollte der Mensch sein Leben auf der Leinwand seines Bewusstseins als Stufen betrachten – von der Kindheit bis zum Erwachsensein und dann aus eigenem Antrieb sein Verschwinden in Gott durch seine Kraft der Entmaterialisierung.

Der Mensch, der nicht mit Gott in Einklang steht, hat seine Macht der Entmaterialisierung verloren. Deshalb hat er Angst vor dem Film des Lebens und vor der Gefahr, vorzeitig von ihm abgeschnitten zu werden. Dieser vorzeitige Rückzug aus dem Lebensfilm erzeugt Schmerzen durch die Bindung an diese Filmbilder. Dieser Rückzug wird von den weltlichen Menschen als schrecklicher Tod bezeichnet.

Wir Sterbliche haben so viele Missverständnisse über den Tod in uns erzeugt, dass er in unserem Kopf immer mehr als Vorstellung von Vernichtung und Schmerz existiert, statt als notwendiges Phänomen für die Rückkehr der Seele aus dem Zustand der Veränderung zu einem unveränderlichen Zustand gesehen zu werden.

## *Wie die Reinkarnation von Satan erschaffen wurde*

Satan sah, dass die unsterblichen Kinder Gottes, wenn sie eine vollkommene irdische Existenz mit einer unveränderlichen Haltung führen würden, schnell in den Zustand der Unsterblichkeit zurückkehren würden. Satans irdische Herrschaft würde dann aufhören zu existieren. Deshalb manipulierte er das perfekte Bild des Lebens und verursachte durch Täuschungen und Illusionen geistige und körperliche Schmerzen. Die daraus resultierenden Schmerzen des Lebens verursachten Unzufriedenheit und schufen im Menschen den Wunsch, ein Leben ohne Schmerzen zu erleben.

Die unsterblichen Kinder Gottes vergaßen ihr Bewusstsein über ihre vollkommene Unsterblichkeit und wünschten sich stattdessen sterbliche, illusionäre Vollkommenheit. Ihr Wunsch nach menschlicher Befriedigung veranlasste sie, immer wieder neu wiedergeboren zu werden, nach dem Gesetz von Ursache und Wirkung, das die Begierden regiert. Dieses Gesetz, das Gesetz des Karma (des Handelns), hält seither die Seelen auf Erden in Satans Reich der Endlichkeit gefangen.

## *Wie man die Reinkarnation zerstört*

Unsterbliche Seelen können nur erwarten, Freiheit zu finden, wenn sie durch den Kontakt mit Gott in der Meditation alle Samenkörner irdischer Wünsche völlig zerstören. Meditation erinnert die Seele an die unendliche Erfüllung im unsterblichen Erbe der Glückseligkeit und macht alle Wünsche nach irdischen Wegen unnötig oder sogar lächerlich.

## *Wissen um die Ganzheit*

Freiheit von der Wiedergeburt ist auch möglich, wenn man den Film eines perfekten Lebens aus Gesundheit, Fülle und Weisheit auf den Bildschirm des Bewusstseins überträgt. Wenn wir zum Beispiel das Bewusstsein von Krankheit beseitigen könnten und Krankheit nicht fürchten, wenn sie sich zeigt, oder Gesundheit begehren, wenn wir unter schlechter Gesundheit leiden, dann könnten wir uns an die Seele erinnern, der es immer gutgeht. Gleichmut ist mit anderen Worten ein Geheimnis, das uns von der Notwendigkeit der Wiedergeburt befreit. Wenn wir spüren und wissen können, dass wir als Kinder Gottes alles besitzen, was unser Vater auch besitzt, ob wir nun äußerlich arm oder reich sind, dann können wir Freiheit erlangen. Wenn wir spüren können, dass wir göttliches Wissen haben, weil wir nach dem Bild Gottes geschaffen wurden, obwohl wir menschlich gesehen sehr wenig wissen, dann können wir uns von der Reinkarnation befreien.

Die Angst vor Krankheit und der Wunsch nach körperlicher Gesundheit, die Angst vor Armut und der Wunsch nach Opulenz, das Gefühl, dass uns das Wissen fehlt, und der Wunsch, alles zu wissen: All dies gehört in den Bereich der Unwissenheit. Wenn wir natürlich bereits von Krankheit, Versagen oder Unwissenheit heimgesucht werden, dann müssen wir das natürlich nicht weiter tun. Wir sollten nach Gesundheit, Wohlstand und Weisheit streben, ohne Angst vor einem Scheitern. Aber wir sollten dabei durchweg ungebunden und ausgeglichen bleiben.

## *Wisse, dass Unvollkommenheiten Täuschungen sind*

Während er so sehr mit sich kämpft, muss der Mensch wissen, dass sein Kampf um Gesundheit, Wohlstand und Weisheit nur aus Illusionen heraus entstanden ist, denn in Wirklichkeit trägt er bereits alles, was er braucht, in seinem inneren allmächtigen Selbst. Es ist der Irrglaube, dass er diese Dinge nicht besitzt, der die Quelle seines Gefühls von Mangel ist. Er braucht nur zu erkennen, dass er bereits alles besitzt.

Einst träumte ein gesunder, wohlhabender und weiser Prinz, dass er arm sei. In dem Traum rief er: „Oh, ich leide an Krebs und ich habe all meine Weisheit und meinen ganzen Reichtum verloren." Seine Mutter, die Königin, wachte davon auf und weckte ihn mit den Worten: „Schau doch, mein Prinz, lache und freue dich, denn du leidest weder an einer schlimmen Krankheit, noch hast du deinen Reichtum und deine Weisheit verloren. Du liegst gemütlich an meiner Seite, voll Gesundheit und Weisheit, in deinem reichen Königreich. Du hast nur von diesen Katastrophen geträumt."

Genauso geht es auch dem unwissenden Menschen. Er träumt von Mangel und Misserfolg, wenn er als Sohn des Herrschers des Universums sein Geburtsrecht auf Freude, Gesundheit und Fülle in Anspruch nehmen könnte. Er lebt jetzt in Gottes vollkommenem Reich, aber er bleibt im Traum der Unvollkommenheit gefangen.

## *Erkenne Gott zuerst*

Das ständige Verlangen nach Gesundheit und Wohlstand, das auch in modernen spirituellen Organisationen so sehr betont wird, ist ein Weg zur Sklaverei. Wir müssen zuerst Gott suchen und unsere Gesundheit und unseren Wohlstand in Ihm finden. Bettler bekommen nur Almosen, die für Bettler gedacht sind, während der Sohn Gottes das ganze Erbe erhält. Deshalb sagte Jesus, dass wir zuerst das Reich Gottes suchen sollten. Wenn das erreicht ist, werden Gesundheit und Wohlstand schon hinzukommen. Die Erlangung von Weisheit und aller anderen Eigenschaften, die die Seele des Menschen braucht, werden als sein göttliches Geburtsrecht empfangen werden.

Es ist am besten, durch Visualisierung und Kontakt mit dem Göttlichen in der Meditation zu spüren, dass du bereits in vollkommener Gesundheit, Weisheit und Fülle bist, anstatt zu versuchen, erfolgreich zu sein, indem du um

Gesundheit, Wohlstand und Weisheit bettelst. Tatsächlich sind die sterblichen Bemühungen des Menschen durch die Gesetze von Ursache und Wirkung gebunden. Der Mensch kann nicht mehr bekommen, als er verdient. Kein Mensch kann jemals durch Betteln seine grenzenlosen Wünsche erfüllen; wenn er aber zuerst seine Einheit mit Gott erkennt, dann wird er alles haben, was er braucht.

Der Mensch wird keine Unsterblichkeit bekommen, wenn er sie nur begehrt oder darum bettelt. Er sollte wissen, dass er schon unsterblich ist und dass der sogenannte Tod nur ein Traum ist.

Nach dem Plan Gottes sollte der Mensch von Kindesbeinen an über seine Jugend bis zum Erwachsenenalter Wachstum erlebt haben, aber er sollte nie den Tod durch Alter oder Krankheit erleben. Auch wenn ein Mensch alt wird, sollte er nie an Krankheiten sterben oder einen schmerzhaften Tod erleiden. Im Drama von Leben und Tod, wenn man es von einem göttlichen Verständnis aus betrachtet, gibt es nur das Vorführen oder Anhalten des Films des Lebens, ohne körperliche oder geistige Schmerzen.

## *Der Ursprung von Schmerz*

Die nach außen fließende Kraft, die darum kämpft, alle Dinge in der Manifestation (Satan) zu halten, erkannte, dass Menschen ohne Schmerz keine irdischen Wünsche erzeugen würden, die sie hier festhalten würden, also schuf

Satan die Illusion des Schmerzes, die ein rein mentales Phänomen ist.

Aber Satan erlebt in seiner Absicht eine Niederlage, denn es sind die physischen Schmerzen und die Trauer, die die in der Materie eingeschlossenen Seelen dazu bringen, ihre Freiheit in Gott zu suchen. Die reine Seele eines Kindes empfindet sehr wenig Schmerz. Ein befreundeter Arzt in einem orthopädischen Krankenhaus erzählte mir, dass Kinder miteinander wetteifern, wer als Erster seine gestörten Gliedmaßen operieren lassen darf, während Erwachsene wochenlang überredet werden müssen und zum Zeitpunkt der Operation meist von Emotionen und Angst überwältigt werden.

Der Mensch hat zum Glück Betäubungsmittel entdeckt, um Schmerzen zu neutralisieren. Ursprünglich besaß der Mensch eine große Selbstbeherrschung und einen Geist, der nicht verhaftet und unpersönlich war, und so spürte er keine Schmerzen, wenn sein Körper verletzt wurde. Er konnte seinen eigenen Körper ohne Schmerzen halten, so, als ob man eine Operation am Körper einer anderen Person miterlebt, ohne geistig aufgeregt zu werden oder körperliche Schmerzen zu erleiden.

Wenn du keine Angst oder keine nervöse Vorstellungskraft besitzt, dann wirst du weniger Schmerzen verspüren. Das Kind eines Bauern, das weniger empfindlich auf Wasser, Hitze oder nervöse Störungen reagiert, fühlt sich viel weniger körperlich belastet als der empfindsam erzogene Sohn des reichen Mannes.

## *Satan ist ein Teil des Dramas Gottes*

Im Universum kann es nicht zwei absolute Ursachen geben. Satan ist also ein Teil von Gottes Drama. Er ist notwendig dafür, wie der Bösewicht in einem Bühnenstück. Das Böse ist der Schleier, der Gott verbirgt, der Magnet, der versucht, den Geist von Ihm wegzuziehen. Das Gute ist das, was hilft, Gottes verborgene Realität zu manifestieren, wie ein leichter Wind, der den Rauch wegweht, der ein Feuer verbirgt.

Im Bereich der Dualität gibt es jedoch sowohl das Gute als auch das Böse. Gott, der Höchste Geist, steht jenseits von beiden. Da Er allwissend ist, kennt Er sie beide gleichermaßen - das Böse ebenso wie das Gute. Das Gute jedoch offenbart dem Geist deutlicher, dass es so etwas wie Glückseligkeit gibt, die, da sie die Relativität übersteigt, als absolutes Gutes bezeichnet werden könnte. Die satanische Kraft hingegen, die bewusst ist, versucht, sich vor dem Blick des Menschen auf dieses überaus blendende Licht der Göttlichkeit zu verstecken.

## REINKARNATION IN KÜRZE

Es war einmal ein Mensch, der Gott liebte und ein wenig geistige Fortschritte gemacht hatte, der aber auch noch ein paar weltliche Wünsche übrig hatte, die er sich gerne erfüllen wollte. Am Ende seines Lebens erschien ihm ein Engel und fragte: „Gibt es noch etwas, was du dir wünschst?“

„Ja“, sagte der Mann, „mein ganzes Leben lang war ich schwach, dünn und ohne wirkliche Gesundheit. In meinem nächsten Leben möchte ich einen starken, gesunden Körper haben.“

In seinem nächsten Leben also bekam er einen starken, großen und gesunden Körper. Er war jedoch arm und fand es schwierig, diesen kraftvollen Körper mit ausreichender Nahrung zu versorgen. Schließlich - noch immer hungrig - lag er im Sterben. Der Engel erschien ihm wieder und fragte: „Gibt es noch etwas, das du dir wünschst?“

„Ja“, antwortete er. „Für mein nächstes Leben möchte ich einen starken, gesunden Körper und auch ein starkes Bankkonto!“

Nun, beim nächsten Mal hatte er einen starken, gesunden Körper und war dazu auch noch reich. Mit der Zeit jedoch begann er zu trauern, dass er niemanden hatte, mit dem er sein Glück teilen konnte. Als der Tod kam, fragte der Engel: „Gibt es sonst noch etwas?“

„Ja, bitte“, sagte der Mann. „Das nächste Mal möchte ich stark, gesund und wohlhabend sein und auch eine gute Frau als Ehefrau haben.“

Nun, in seinem nächsten Leben erhielt er all diese Segnungen. Auch seine Frau war eine gute Frau. Leider starb sie sehr früh. Für den Rest seiner Tage trauerte er um diesen Verlust. Er brachte ihren Handschuhen, ihren Schuhen und anderen Erinnerungsstücken, die für ihn kostbar waren, eine fast göttliche Verehrung entgegen. Als er im Sterben lag, erschien ihm der Engel wieder und sagte: „Und, was nun?“

„Nächstes Mal“, sagte der Mann, „möchte ich stark, gesund und wohlhabend sein und auch eine gute Frau haben, die lange lebt.“

„Bist du sicher, dass du jetzt alles abgedeckt hast?“, fragte der Engel.

„Ja, ich bin sicher, dass das nun alles ist.“

Nun, in seinem nächsten Leben hatte er all diese Dinge, einschließlich einer guten Frau, die lange lebte. Das Problem war, sie lebte zu lange! Als er älter wurde, verliebte er sich in seine schöne, junge Sekretärin, bis er schließlich seine gute Frau wegen dieses Mädchens verließ. Was das Mädchen betrifft, so wollte sie nur sein Geld. Als sie es in die Finger bekommen hatte, lief sie mit einem viel jüngeren Mann davon. Endlich, als der Mann im Sterben lag, erschien ihm der Engel wieder und fragte: „Nun, wie war es diesmal?“

„Wieder falsch!“, schrie der Mann. „Mir reicht es jetzt! Ich habe meine Lektion gelernt. Ich erkenne jetzt, dass es an jeder Sache immer einen Haken gibt. Von nun an, ob ich reich oder arm bin, gesund oder ungesund, verheiratet oder ledig, ob hier auf dieser Erde oder auf der astralen Ebene, will ich nur noch meinen göttlichen Geliebten haben. Wo immer Gott ist, dort allein liegt Vollkommenheit!“

## WISSENSCHAFTLICHE BEWEISE FÜR DIE WIEDERGEBURT

Wenn man an die Existenz eines gerechten Gottes glaubt, dann kann daraus sehr leicht ein Glaube an die Reinkarnation folgen, da die beiden Überzeugungen wirklich voneinander abhängig sind. Aber was ist mit den Skeptikern und den Atheisten? Kann die Wahrheit der Wiedergeburt wissenschaftlich nachgewiesen werden, sodass auch sie zufriedengestellt sind?

Materiell denkende Wissenschaftler behaupten, dass sie bisher noch keinen konkreten Beweis für die Existenz eines Gottes gefunden haben und daher auch keinen Beweis für die Existenz Seines gerechten Gesetzes liefern können, das allen Lebenden dieselbe Chance einräumt, sich durch Reinkarnation zu verbessern. Solchen Wissenschaftlern erscheinen die Leiden unschuldiger Babys und andere

Ungleichheiten des Lebens unerklärlich und scheinen ein Beweis für die Nichtexistenz eines gerechten Gottes zu sein.

## *Wissenschaftliches Gesetz*

Andererseits gründen die meisten, die an einen gerechten Gott glauben, ihren Glauben nur auf Überzeugungen und haben keinen wissenschaftlichen Beweis, den sie den Nichtgläubigen anbieten könnten. Meistens wagen sie es nicht, ihren Glauben zu hinterfragen oder zutiefst infrage zu stellen, aus Angst, ihn zu verlieren oder gesellschaftliche Disharmonie zu erzeugen. Sie sind sich also mit anderen Worten der Existenz eines wissenschaftlichen spirituellen Gesetzes nicht bewusst, das beweisen könnte, dass ihr Glaube auf Wahrheit beruht.

Warum aber sollten die experimentellen Methoden, die von Wissenschaftlern entwickelt wurden, um physikalische Wahrheiten zu entdecken, nicht auch auf die Erforschung spiritueller Gesetze angewendet werden? Diese Frage wurde vor Jahrhunderten von hinduistischen Gelehrten gestellt, und sie machten sich an die Aufgabe, sie zu beantworten.

Ihre Experimente führten zu wissenschaftlichen Methoden, denen jeder folgen kann, um die Wirklichkeit des spirituellen Gesetzes und damit auch der Reinkarnation und vieler anderer großer kosmischer Wahrheiten zu entdecken.

Da diese Methode existiert, hat niemand das Recht zu sagen, dass Reinkarnation und andere spirituelle Gesetze nicht funktionieren, bis er die Methode ausprobiert und das Ergebnis für sich selbst erkannt hat. Ein Wissenschaftler hat das Privileg, seine Meinung zu äußern, aber es bleibt nur eine Meinung und wird damit nicht zu einer Tatsache.

In der Physik müssen bestimmte Methoden angewendet und befolgt werden, um die Wahrheit irgendeiner bestimmten Theorie zu beweisen. Mit bloßem Auge sind bestimmte Keime nicht sichtbar. Man braucht ein Mikroskop, um das Vorhandensein dieser Keime nachzuweisen. Wenn sich ein Mensch weigert, durch das Mikroskop zu schauen, kann man nicht sagen, dass er die Theorie, dass Keime vorhanden waren, wissenschaftlich getestet hätte. Seine Meinung ist daher wertlos, da er die vorgeschriebenen Regeln zur Feststellung der Wahrheit der Theorie nicht befolgt hat.

So ist es auch mit spirituellen Dingen. Die Methode wurde entdeckt, die Regeln wurden festgelegt und das Ergebnis ist offen für jeden, der an Experimenten interessiert ist.

In der westlichen Welt hat der Wert der Religion als lebendiger Faktor im Leben des Menschen aufgrund des Fehlens dieses wissenschaftlichen Ansatzes für spirituelle Gesetzmäßigkeiten stark abgenommen. Spirituelle Gesetzmäßigkeiten werden allein aufgrund persönlicher Voreingenommenheit geglaubt oder abgelehnt und nicht als Ergebnis wissenschaftlicher Untersuchungen.

## *Experimente zum Bewusstsein des Menschen*

Die intelligentesten Menschen des alten Indien entdeckten unveränderbare kosmische Gesetze durch Experimente über das Leben und Denken des Menschen in den Laboren ihrer Einsiedeleien. Um die Wahrheit physischer Dinge zu entdecken, müssen wir mit physischen Substanzen experimentieren. Um die Wahrheit der Reinkarnation zu entdecken, die in dem Weg einer Seele durch viele Körper besteht, ist es notwendig, mit dem Bewusstsein des Menschen zu experimentieren.

Diese alten Wissenschaftler fanden heraus, dass das menschliche Ego (die mit dem Körper identifizierte Seele) alle Veränderungen von Erfahrung und Denken während der Zustände von Wachheit, Träumen und Tiefschlaf während eines Lebens überdauert. Erfahrungen ändern sich, die Umgebung, Empfindungen, Gedanken und körperliche Zustände ändern sich, aber das Identitätsgefühl, das „Ich", ändert sich nicht, von der Geburt bis zum Tod. Daher argumentierten die hinduistischen Experimentatoren, dass man durch die Konzentration auf das Ich mit Hilfe ständiger, konsequenter Selbstbeobachtung oder Beobachtung der verschiedenen, sich verändernden Zustände im Leben – während des Wachseins, im Traum oder im Tiefschlaf - die unveränderliche und ewige Natur des Egos wahrnehmen könnte.

Normalerweise ist man sich seines Wachzustandes bewusst und manchmal auch seines Traumzustandes. Oft sind sich die Menschen bewusst, dass sie träumen; selbst in ihrem Traum wissen sie, dass sie träumen. So kann man sich durch bestimmte Methoden und Praktiken jedes Zustands bewusst werden: des Schlafs, des Traumes und des traumlosen „Tiefschlafs“.

## *Entspannung im Schlaf*

Während des Schlafes findet eine unwillkürliche Entspannung der Energie der motorischen und sensorischen Nerven statt. Durch yogische Meditationspraktiken kann man diese Entspannung auch im Wachzustand erzeugen, und zwar nach Belieben. Im „großen Schlaf“ des Todes gibt es noch weitere Entspannung – den Rückzug der Energie aus dem Herzen und aus der Hirn-Rücken-Achse. Aber durch bestimmte yogische Praktiken kann auch diese weitere Entspannung im Wachzustand bewusst erzeugt werden. Mit anderen Worten, jede unwillkürliche Funktion kann willkürlich und bewusst durch Übung erreicht werden.

Die alten Hindus fanden heraus, dass der Tod der Rückzug der Elektrizität des Lebens aus der Glühbirne des menschlichen Fleisches war, die die Drähte der sensorischen und motorischen Nerven zu den verschiedenen Kanälen äußeren Ausdrucks enthielt. Genauso wenig, wie die Elektrizität stirbt, wenn sie aus einer kaputten Glühbirne zurückgezogen wird, so wird auch die Lebensenergie nicht vernichtet, wenn sie sich von den unwillkürlichen Nerven zurückzieht. Sie zieht sich beim Tod in die Kosmische Energie zurück.

## *Rückzug des Stroms*

Im Schlaf hört der bewusste Geist auf zu funktionieren - der Strom wird dabei vorübergehend aus den Nerven genommen – und im Tod hört das menschliche Bewusstsein auf, sich auf Dauer durch den Körper auszudrücken. Es ist, als hätte man einen gelähmten Arm - man ist sich dieses Armes geistig bewusst, kann aber nicht durch ihn hindurch funktionieren.

Krankenakten berichten von dem Fall eines Geistlichen, der einmal ins Koma fiel (ein Aufhören der Seelentätigkeit). Er konnte jeden um sich herum hören, der seinen scheinbaren Tod beklagte, aber er konnte sein Bewusstsein nicht durch seine physischen Organe ausdrücken. Sein Körpermotor hatte sich „festgefahren“ und weigerte sich, auf seine geistigen Befehle zu reagieren. Als seine Freunde ihn gerade zur Einbalsamierung bringen wollten, unternahm er eine riesengroße Anstrengung, sich zu bewegen, und schaffte dies auch - nach 24 Stunden scheinbarem Tod.

Dieses Beispiel veranschaulicht die Beständigkeit des Bewusstseins von „Ichheit“, einer personalen Identität, auch wenn der Körper scheinbar tot ist.

Die hinduistischen Lehrer erklärten, dass man lernen muss, bewusst seine Energie und sein Bewusstsein vom Körper zu trennen. Dafür sollte man seinen Schlafzustand bewusst beobachten und seinen Energieentzug aus dem

Herz- und Wirbelsäulenbereich willentlich üben. So lerne man bewusst zu tun, was einem sonst unbewusst im Tod aufgezwungen wird.

## *Ein erstaunlicher Fall*

In den Akten europäischer Ärzte gab es den Fall eines Mannes namens Sadhu Haridas, der in der Lage war, seine Energie und sein Bewusstsein von seinem Körper zu trennen und die beiden nach einigen Monaten wieder miteinander zu verbinden. Sein Körper war unter der Erde begraben, und die Gegend wurde Tag und Nacht monatelang sorgfältig überwacht. Am Ende dieser Zeitspanne wurde sein Körper ausgegraben und von den europäischen Ärzten untersucht, die ihn für tot erklärten. Nach ein paar Minuten öffnete Sadhu Haridas die Augen, erlangte die Kontrolle über alle Funktionen seines Körpers zurück und lebte noch viele Jahre weiter.

Er hatte einfach durch Übung gelernt, wie man alle unfreiwilligen Funktionen seines Körpers und Geistes kontrolliert. Er war ein spiritueller Wissenschaftler, der mit den vorgeschriebenen Methoden experimentierte, um die Wahrheit kosmischer Gesetze selbst zu erfahren. Dadurch war er in der Lage, die Wahrheit der Theorie der Unveränderlichkeit der persönlichen Identität und des ewigen Lebens als Prinzip zu beweisen.

Diejenigen, die die wissenschaftliche Wahrheit der Lehre von der Reinkarnation erkennen wollen, müssen den

Regeln folgen, die vor vielen Jahrhunderten von hinduistischen Gelehrten festgelegt wurden, und müssen lernen, sich bewusst, nicht passiv wie im Schlaf, von den fünf Sinnen zu trennen. Sie müssen weiterhin lernen, die Aktivität ihres Herzens zu kontrollieren, d.h., einen bewussten Tod und eine vorübergehend unterbrochene Animation zu erleben. Darin besteht die Kunst, die Seele vom Körper zu trennen.

## *Folge den Praktiken*

Wenn wir den Praktiken folgen, die zu den oben genannten Ergebnissen führen, können wir dem Ego durch alle Zustände der Existenz folgen. Wir können ihm bewusst durch den Tod, durch den Raum, zu anderen Körpern oder in andere Welten folgen. Diejenigen, die diese Dinge nicht lernen, können ihr Gefühl der persönlichen Identität, des Bewusstseins oder der Achtsamkeit während des großen Schlafes des Todes nicht aufrechterhalten und können sich deshalb auch nicht an einen früheren Zustand oder gar an die Tiefschlafzustände während eines Lebens erinnern.

Indem man die Methoden der alten hinduistischen Wissenschaftler anwendet, die mit solchen Gesetzen experimentierten und der Welt dadurch ein unschätzbares und nachweisbares Wissen gaben, kann man die wissenschaftliche Wahrheit der Reinkarnation und aller anderen ewigen Wahrheiten erfahren.

Nur fortgeschrittene Seelen, die ohne Atem oder Herzschlag leben können, können bewusst den Zustand des Todes erleben, in dem Atem und Herz aufhören zu arbeiten. Gewöhnliche Seelen werden bewusstlos, wenn sie aufhören zu atmen. Fortgeschrittene Seelen können bewusst in die astrale Welt gehen, die auf den irdischen Tod folgt. Das Praktizieren atemloser Stille ist also fast eine Vorbedingung, eine Art Pass, der erforderlich ist, um bewusst in die geistige Welt einzutreten.

Das Problem der Reinkarnation ist das größte Rätsel, da die Natur unentwickelte Seelen nicht entmutigen will. Übermenschen erinnern sich an ihre Vergangenheit. Ich wusste seit meiner Kindheit, dass ich dem spirituellen Weg folgen würde und dass ganze Galaxien von Seelen mein Leben bereichern sollten.

Die Reinkarnation fordert von den Seelen, dass sie durch die Mineral-, Pflanzen-, Tier- und Menschenreiche reisen, einschließlich aller Rassen von braun, weiß, schwarz, gelb und rot, damit sie die Beschränkung auf einen Körper oder eine Rasse überwinden und lernen, sich selbst als allgegenwärtige Kinder Gottes wahrzunehmen, das in allem und jedem vorhanden ist.

Solange man Hass und Widerwillen in seinem Herzen hat, so lange muss man durch die Korridore der Inkarnationen wandern. Nach acht Millionen Leben ist das menschliche Leben nach Angaben von Hindu-Meistern endlich erreicht. Verschwende darum dieses kostbare, hart verdiente menschliches Leben aus Torheit nicht und wate nicht im Schlamm der Sinne und Unwissenheit, sondern nimm wahr, dass du in diesem Menschenleben die Chance hast, dich durch die bewusste Einheit mit dem allgegenwärtigen Geist und durch ein Gefühl der Brüderlichkeit mit allen Geschöpfen als etwas zu erkennen, das nicht ganz zu irgendetwas oder zu einer Rasse gehört, sondern zu allem und zu jedem Wesen.

Wenn du spürst, dass die Sterne, die Wolken, die Vögel, die Tiere, die Menschen und auch die Ausgestoßenen alle deine Blutsverwandten sind, wenn dein Herz in ihnen pocht, dann wirst du nicht mehr gezwungen sein, dich zu reinkarnieren. Dann wirst du frei sein, überall hinzugehen, um die Regenbogen-Tore der Weisheit zu öffnen, damit alle trauernden belebten und unbelebten Lebewesen einen rauschenden Exodus in die ewige Freiheit zu Gott vollziehen können.

## FREIHEIT VON WIEDERGEBURT

Die Bhagavad Gita beschreibt die Reinkarnation als ein Rad, das sich ständig dreht. Um diesem Rad zu entkommen, musst du dir die Freiheit sehr intensiv wünschen.

Dann, und nur dann wird Gott dich erlösen. Deine Sehnsucht muss inbrünstig sein. Wenn es so ist und wenn du entschlossen bist, nicht mehr spielen zu wollen, muss der Herr dich erlösen.

Er wird versuchen, dich mit Prüfungen hierzuhalten, aber in Seinem höheren Aspekt, als kosmischer Liebhaber, hasst Er diese Show und will dich da raushaben. Warum sollte Er dich auch nicht erlösen, denn Er sieht doch, dass du Ihn wirklich allein willst, und nicht seine Show, dass du Freiheit nur in Ihm ersehnst?

Dieselbe Essenz - das bewusste Leben - ist in dir und im Baum. Der Baum wurde jedoch dort aufgestellt, während wenigstens ein gewisser freier Wille deinerseits dich zu dem gemacht hat, was und wer du bist. Nur die Weisen wissen, wo die Vorbestimmung aufhört und wo der freie Wille beginnt. In der Zwischenzeit musst du weiterhin dein Bestes geben, nach deinem eigenen klarsten Verständnis. Du musst dich nach Freiheit sehnen, wie der Ertrinkende sich nach Luft sehnt. Ohne aufrichtige Sehnsucht wirst du Gott nie finden. Begehre Ihn mehr als alles andere. Wünsche dir, dass du Ihn mit allen teilen mögest: Das ist der größte Wunsch.

Und versuche, dich in der Zwischenzeit über die Gegensätze hinwegzusetzen: über Vergnügen und Schmerz, über Hitze und Kälte, über Krankheit und Gesundheit. Befreie dich vom Bewusstsein der Individualität, von der Trennung von allen und allem anderen. Halte deinen Geist fest auf

Ihn gerichtet. Bleib innerlich so unbeeinflusst wie der bewegungslose Geist, der du werden willst. Er allein ist das, was du wirklich bist. Seine Glückseligkeit allein ist deine wahre Natur.

# STICHWORTVERZEICHNIS

# ÜBER DEN AUTOR

Paramhansa Yogananda war der erste Yogameister aus Indien, der seinen dauerhaften Wohnsitz im Westen nahm und auch dort unterrichtete. Yogananda kam 1920 in Amerika an und reiste dann durch die gesamten Vereinigten Staaten, um dort eine Art „Spirituellen Feldzug" durchzuführen. Seine Zuhörer, die sehr begeistert von ihm waren, füllten die größten Vortragshallen in Amerika. Er war eine nationale Sensation und seine Vorträge und Bücher wurden landesweit in den größten Magazinen dieser Zeit besprochen, darunter im *Time Magazine, Newsweek* oder in *Life*. Yogananda wurde sogar ins Weiße Haus zu Präsident Calvin Coolidge eingeladen. Yogananda hielt bis zu seinem Tod im Jahr 1952 weiter Vorträge und schrieb Artikel.

Als Autor der *„Autobiografie eines Yogi"*, das erstmals 1946 veröffentlicht wurde, trug Yogananda dazu bei, eine spirituelle Revolution in der ganzen Welt ins Leben zu rufen. Seine Botschaft war universell und religionsübergreifend.

# Weitere Bücher aus dem Verlag Via Nova:

## Die stärkende Kraft der Meditation – innere Ruhe und Klarheit gewinnen

**Paramhansa Yogananda**

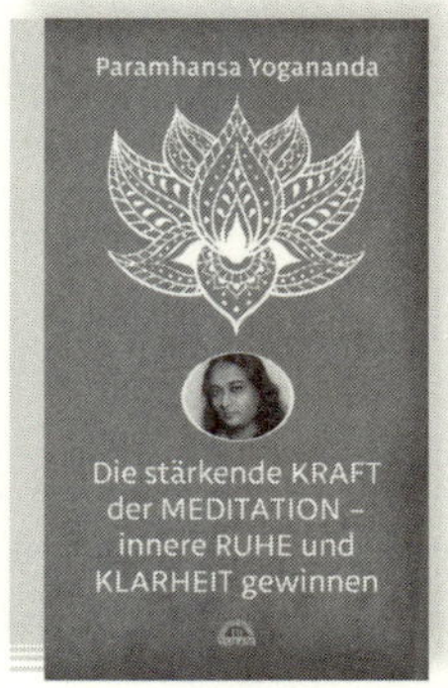


Taschenbuch, 144 Seiten, ISBN 978-3-86616-441-3

Dieses Buch des weltberühmten Yogameisters Paramhansa Yogananda (Autor von „Autobiografie eines Yogis") ist ein „Juwel der Weisheit", denn es zeigt uns klar und direkt den Pfad zu wahrer innerer Kraft und Stärke und legt dar, wie wir als Menschen unser größtmögliches Potential realisieren können Denn alles, was wir suchen ist schon da: in uns selbst, ein „göttlicher Samen", der nur befreit werden muss von inneren Hindernissen, negativen Gedanken und belastenden Gefühlen. Die hier erstmals in deutscher Sprache veröffentlichten Texte mit vielen praktischen Übungen, Affirmationen und Meditationen weisen den Weg in eine neue Dimension des eigenen Lebens. Ein Buch für alle, deren sehnlichster Wunsch es ist, rückhaltlos ihre höchste Bestimmung zu leben und ihr ganzes inneres Licht strahlen zu lassen!

## Vollkommene Gesundheit und Vitalität

Paramhansa Yogananda

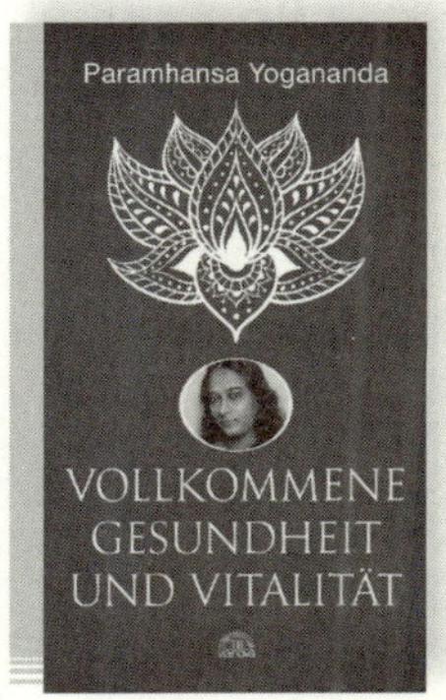


Taschenbuch, 144 Seiten, 10 Fotos, ISBN 978-3-86616-402-4

Dieses Buch stammt direkt aus der Quelle der Weisheit eines der bedeutendsten spirituellen Lehrer des 20. Jahrhunderts, und es vermittelt ein einzigartiges und außergewöhnliches spirituelles Wissen. Es zeigt umfassend, wie Sie ganz praktisch und konkret im Einklang mit den natürlichen kosmischen und göttlichen Energien leben können und sie gezielt und effektiv für die Erhaltung Ihrer Gesundheit und Vitalität nutzen können. Behandelt werden alle essentiellen Themen, die ein lebenslanges Wohlergehen ermöglichen, von den vielfältigen Aspekten der Ernährung, über Techniken der Entspannung, Regeneration und Verjüngung bis hin zur bewussten Lenkung kosmischer und göttlicher Energien. Das Buch vermittelt Gesundheitswissen von unschätzbarem Wert, das bei jedem Menschen zu lebenslangem Wohlbefinden beitragen kann.

## Erfolg ist, wenn deine Seele dein Leben berührt

**Paramhansa Yogananda**

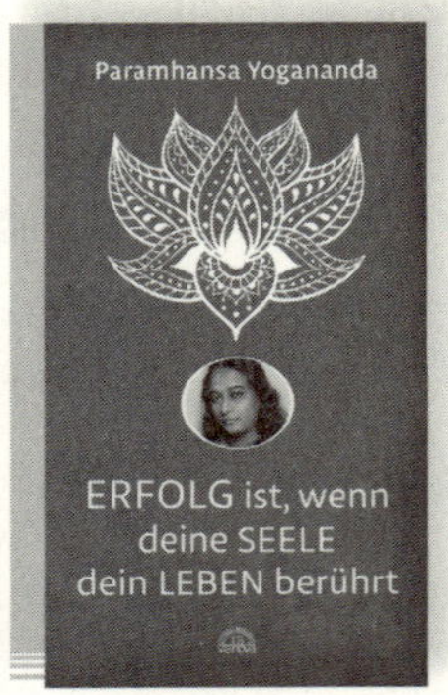


Taschenbuch, 144 Seiten, Format: 12 x 19 cm, ISBN 978-3-86616-451-2

Kann es sein, dass es universelle Kräfte gibt, von denen zu träumen wir kaum wagen und die nur darauf warten, dass wir sie uns zunutze machen? Die alten Heiligen und Weisen Indiens sprachen davon, und mit diesen hier erstmals in deutscher Sprache veröffentlichten Texten von Paramhansa Yogananda wird dieses alte Wissen in diesem Buch neu zusammengefasst. Einer der bekanntesten spirituellen Lehrer des 20. Jahrhunderts zeigt geistige Zugänge und praktische Methoden, wie wir Menschen zu unserer wahren göttlichen Natur gelangen und so die uns innewohnenden Fähigkeiten, Talente und Potentiale in ihrer vollkommenen Qualität entfalten und manifestieren können. Dieses Wissen von unschätzbarem Wert kann Ihr Leben von Grund auf verwandeln und auf allen Ebenen der Existenz zu wahrer Fülle und echtem Erfolg führen.

## Yoga des Yogananda

**Klassische Texte und Übungen für heute**

**Jayadev Jaerschky**

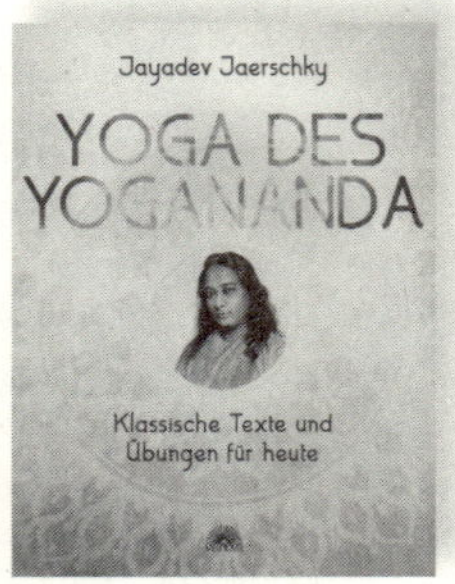


Broschur, 352 Seiten, 200 farbige Fotos,
ISBN 978-3-86616-442-0

Yogananda gilt als einer der herausragendsten spirituellen Persönlichkeiten des 20 Jahrhunderts. Mit seinem Bestseller „Autobiografie eines Yogi" hat er Menschen weltweit eine ganz neue geistige Dimension des Yoga eröffnet. Dass hier nun erstmals ein vollständiges Handbuch seiner einmaligen Praxis zur Verfügung steht, ist ein großes Geschenk für alle, die den Yogaweg gehen. Denn es verbindet uns mit der Quelle der Weisheit eines erwachten Meisters, dem Yoga immer ein Weg der inneren Befreiung und des tiefen Mitgefühls war. Nichtsdestotrotz sind die Übungen und Meditationen der Energiewahrnehmung und -lenkung, die Affirmationen sowie Positionen und die vielen praktischen Hinweise absolut einzigartig und führen uns, ob Anfänger oder Fortgeschrittene, stets zur unmittelbaren Essenz des Seins.

## Der Aufstieg der Seele

**Meditationsübungen des Raja-Yoga**

**Swami Kriyananda**

Paperback, 240 Seiten, ISBN 978-3-86616-298-3

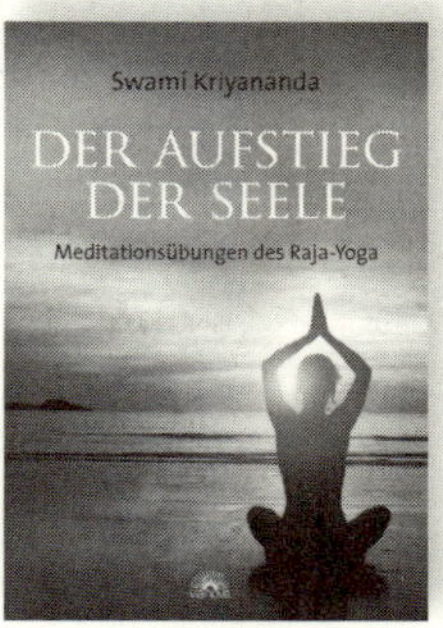


Wer sich auf die Übungen dieses ungewöhnlichen Buches einlässt, ganz gleich ob Anfänger oder Fortgeschrittener, der kann mit dem hier erstmals vermittelten Wissen zu höchstem Bewusstsein gelangen. Die detaillierten, praxisnahen Beschreibungen sowie die sehr konkreten Meditationsanleitungen aus der Tradition des Raya-Yogas führen den Leser Schritt für Schritt zum Erwachen des Geistes. Auch die Auswirkungen auf die Physiologie sowie der Nutzen für das tägliche Leben werden sehr ausführlich beschrieben. Selten zuvor hat es solch klare Anweisungen für den Prozess der Erleuchtung gegeben wie in diesem Buch, das inspiriert ist von der großen Weisheit des berühmten Paramahamsa Yogananda, Autor des Weltbestsellers „Autobiografie eines Yogis".

## Intuition für Anfänger

**Der inneren Führung vertrauen**

**Swami Kriyananda**

Taschenbuch, 112 Seiten, ISBN 978-3-86616-382-9

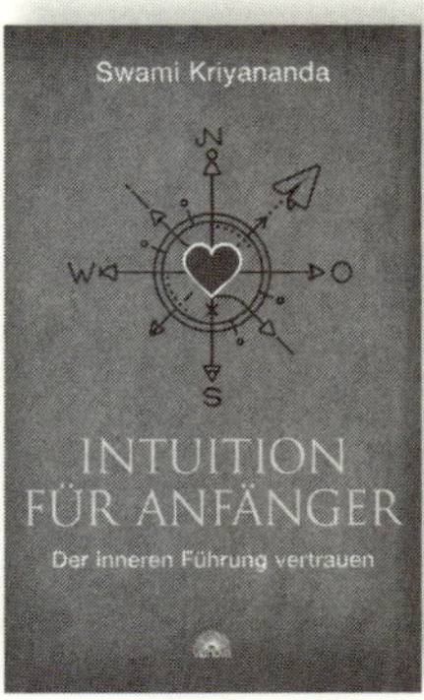


Wenn dieses Buch Ihr Interesse weckt, dann steckt dahinter vielleicht schon die Kraft Ihrer Intuition! Gut so! Denn dieses in Fachkreisen hochgelobte Buch ist ein echter Schatz für alle, die einen ganz praktischen und unmittelbaren Zugang zu ihrer eigenen Intuition finden möchten. Es zeigt, dass diese innere Weisheit nicht einfach nur ein vages Bauchgefühl oder eine Vermutung ist, sondern eine angeborene menschliche Fähigkeit, die sich ganz gezielt trainieren und schulen lässt. Die eigene Intuition immer klarer zu erkennen und zu unterscheiden, ihr mehr und mehr zu vertrauen, sie bewusst einzuüben und für Entscheidungen des Alltag zu nutzen, darum geht es in diesem Buch!

## Die Praxis der Meditation

**Auf der Grundlage der Lehre von Paramhansa Yogananda**

**Alan L. Pritz**

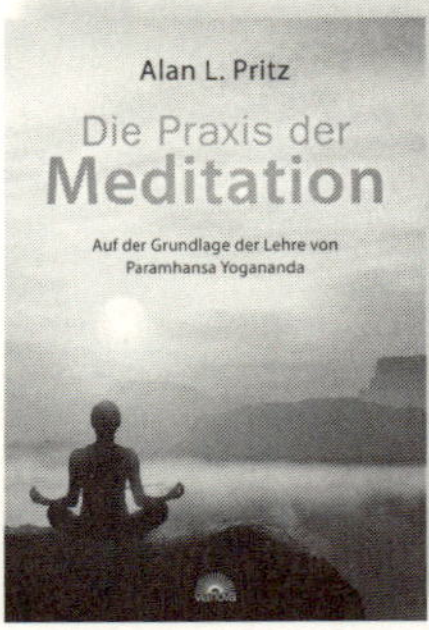


Paperback, 272 Seiten, ISBN 978-3-86616-366-9

In diesem Buch wird Meditation als spiritueller Weg begriffen: Es wird gezeigt, wie Bewusstsein und Lebenskraft verfügbar gemacht werden und wie sich die individuelle Seele mit dem Göttlichen vereinen kann. Ausgehend von den Lehren des berühmten indischen Yogis Paramhansa Yogananda wird mit großer Kenntnis die yogische Lebensweise vermittelt, und viele Fragen, die sich zu Beginn der Praxis stellen können, werden von dem Autor, einem sehr erfahrenen Meditationslehrer, kompetent beantwortet. Zahlreiche anschaulich erklärte Übungen zu Körpervorbereitungen, Bewusstseinslenkung, Wahrnehmung und Meditationen machen das Buch zu einer meisterlichen Einführung in die Praxis der Meditation und zu einem großartigen Begleiter auf der eigenen spirituellen Reise.

## Die spirituelle Dimension des Hatha-Yoga

**Erwachen in ein höheres Bewusstsein**

**Gyandev McCord**

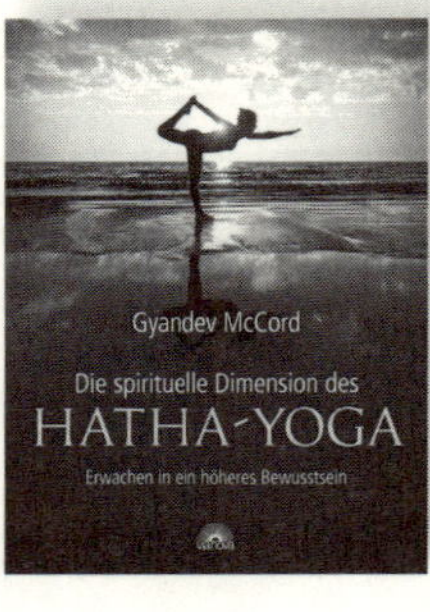


Klappenbroschur, 256 Seiten, 180 farbige Fotos,
ISBN 978-3-86616-386-7

Das Üben von Yoga ist wohltuend und gesund für Körper und Seele, doch in der Essenz ist es ein geistiger Weg der Selbsterkenntnis und inneren Transformation. Mit diesem Buch werden Sie die Yoga-Praxis in einer ganz neuen spirituellen Dimension und Kraft kennen lernen, sein wahres Potential und seine außergewöhnlichen Wirkungen auf Bewusstsein und Energiekörper entdecken. In der Tradition des berühmten Lehrers Paramhansa Yogananda, Autor des weltbekannten Bestsellers „Autobiografie eines Yogis", zeigt Gyandev McCord, wie Yoga zu einem einzigartigen Werkzeug spirituellen Wachstums werden und zu wahrhaftigem innerem Frieden und Glück führen kann.